동종요법 가이드북

동종요법
가이드북

homoeopathy guidebook

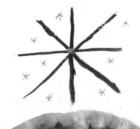

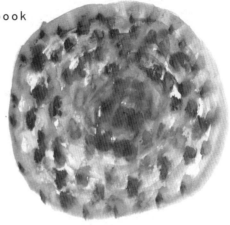

유이 토라코(由井寅子) 지음 | 하세가와 키세이(長谷川希生) 옮김

햇무리

추천의 글

몇 년 전까지만 해도 일본에서 '동종요법'이라는 말조차 쓰이지 않았었지만, 지금은 제가 예상한 것보다 훨씬 짧은 시간 사이에 많이 알려졌습니다. 그렇게 된 데에는, 일반인들도 쉽게 이해할 수 있도록 쓰여진 이 책이 있었기 때문이라고 생각합니다. 이 책이 나오고 나서 일본에서는 동종요법을 직업으로 실천하는 사람이나 가족을 위해 동종요법을 쓰는 사람들이 빠르게 늘어나고 있습니다.

깊이 배우고 연구하면서 영국과 일본에서 꾸준히 임상경험을 해온 지은이 유이 토라코 씨에게 감사의 말씀을 드립니다. 무엇보다도 유이 토라코 씨는 동종요법에 대한 깊은 열정을 가지고 있습니다.

동종요법을 처음 접하는 사람들에게 이 책이 친절한 안내자 역할을 할 것입니다. 영속적인 치유의 힘을 지닌 동종요법을 소개하는 이 책을 통해 가능한 많은 아이들과 어른들을 도와 드리고 싶다는 바람입니다.

존 모건 John Morgan
영국 히리오스 파머시 대표

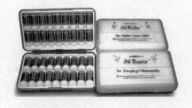

제가 동종요법을 만난 때는 15년 전입니다. 그때 저는 런던에 있었고 텔레비전 방송국에서 일을 하고 있었습니다. 방송국 일을 하면서 늘 시간에 쫓기고 긴장과 초조함 속에서 지냈습니다. 무슨 일이든지 꼼꼼하게 열심히 하는 성격이라, 몸이 망가지는 지도 모를 정도로 일을 하다가 결국 궤양성대장염을 앓게 되었습니다. 열이 나고, 하루에 20차례나 하혈을 했습니다. 많은 약을 먹었지만 나아지지 않았고, 병원에서는 궤양이 있는 부분을 잘라내는 수술을 하고 인공항문을 달아야 할 지도 모른다는 말까지 들었습니다.

'남에게 폐 끼치지 않고 나름대로 열심히 살아왔는데, 34살 젊은 나이에 왜 이렇게 되었을까' 생각에 빠졌습니다. 일하는 것도 점점 어려워졌습니다. 그러다가 신에 대해서 생각했습니다. '신이 정말 있는 걸까? 있다면 왜 내게 이런 고통을 주시는 걸까? 그동안 열심히 일해 돈도 벌었지만, 돈이 있어도 즐길 수 있는 몸이 아니니… 이러다 죽는 걸까…' 이런 생각들을 하면서 괴로운 시간을 보냈습니다.

그러던 어느날 밤, '동종요법이 너에게 도움이 될 것이다'라는 말을 꿈에서 들었습니다. 동종요법에 대한 믿음이 없었던 저는 지푸라기라도 잡는 마음으로 동종요법치료자를 찾아갔습니다.

처음 동종요법치료자를 만나러 갔을 때, 그는 의사들이 입는 가운도 입지 않고 그저 상냥하게 웃고만 있었습니다. 한 시간 정도 이야기를 했는데, 궤양성대장염에 대해서는 하나도 묻지 않고, 주로 제 성격이나 살아온 이야기에 대해서 많은 질문을 했습니다.

'왜 이 사람은 내 성격이나 살아온 이야기만 물어보는 걸까? 역시 속은 걸까?' 그렇게 생각하면서 앉아 있는데, 모양이 똑같은 설탕알 4개를 건네 주었습니다. 그는 그 설탕알을 보여주면서 '이쪽 2개는 암세포, 이쪽 2개는 비소에서 만든 것입니다.'라고 했습니다. 저는 너무 놀랐습니다.

'사람의 암세포를 먹다니요? 그리고 비소를 먹으면 죽잖아요.'라고 했더니, '여기에는 원래의 물질이 들어간 게 아니라, 그 물질의 에너지(氣)를 뽑아내 희석해서 활력을 넣은 것이기 때문에 당신의 몸이나 마음, 그리고 영혼에까지 영향을 줍니다.'라고 했습니다. 그는 마법사처럼 웃으면서 '한 달 뒤에 뵈요' 하고는 돌아섰습니다.

'이걸 먹어야 하나 말아야 하나⋯' 망설이던 저는 '그래도 돈을 냈으니⋯' 하면서 4일 동안 한 알씩 먹었습니다. 4알을 다 먹고 난 5일째 아침, 저는 등뼈와 허리가 너무 아파 일어나지를 못했습니다. 열도 나고 몸을 펼 수도 없었습니다. '이건 전혀 효과가 없다, 오히려 더 심해지고 있다'고 생각한 저는 바로 동종요법치료자한테 전화를 걸었습니다. 그러자 그는 '잘 되었네요. 그렇게 해서 좋아지는 것입니다.' 라면서 전화를 끊었습니다. 저는 그가 분명 사기꾼일 거라고 생각했습니다.

그런데 가만 생각해 보니, 그 통증이 제가 26살 때 독감에 걸려 느꼈던 통증과 같다는 것을 깨달았습니다. 취재 때문에 독감에 걸려도 쉬지를 못해, 항생제를 먹으면서 억지로 일을 하고난 뒤 느끼던 통증과 똑같았습니다. 심하게 병을 앓고 나면, 우리 몸은 세포 수준에서 그 기억을 갖고 있기 때문에 '아, 그때의 병이다!'라는 것을 바로 알 수 있었습니다.

2일째까지는 몸을 바로 펼 수도 없었지만, 3, 4일째가 되면서 천천히 몸이 좋아지는 것을 느꼈습니다. 하혈도 없어지고 2주가 지나니까 혈변과 점액변이 없어졌습니다.

몸은 나아졌지만, 이상하게 감정이 격해졌습니다. 예전에 느꼈던 고통과 굴욕, 슬픔이 파도처럼 밀려와 화가 나고 눈물이 났습니다.

그러던 어느날 문득 창밖을 보니, 겨울인데도 크로커스가 피고 자두나무꽃이 피어 있었습니다. 꽃을 바라보는데 너무 고마운 마음이 들어 눈물을 쏟았습니다.

그 뒤로 하루하루가 상쾌하고 즐겁게 느껴졌습니다. 늘 시간에 쫓기고 무언가에 두려워하던 마음이 사라졌습니다. 새로 태어난 것임을 깨달았습니다.

방송국 일을 그만두고, 저를 살려준 동종요법을 공부하기 위해 대학을 찾았습니다. 첫 해에는 고전동종요법(classical homeopathy) 학교를 다니고, 이듬해부터 대학원까지는 실용동종요법(practical homeopathy)을 배웠습니다. 일본 사람은 저밖에 없는 교실에서 라틴어, 고대영어, 그리스어로 공부했습니다. 외롭기도 하고, 공부도 어려워 울면서 집으로 돌아오는 날이 많았습니다.

동종요법을 공부하고 진료를 하면서 보낸 10년 동안 파티에 가보기는 커녕 영화를 보러 간 적도 없고, 보통 사람들이 말하는 즐거움은 하나도 없었습니다. 그러다 보니 친구들도 하나둘 멀어지게 되었습니다.

하지만 저에게 진실한 영혼을 찾게 해 준 동종요법에는, 보통 사람들이 말하는 즐거움이 없을 지라도 충분한 매력이 있었습니다. 동종요법을 배우고 적용하면서 제 마음과 몸은 늘 충만했습니다.

병은 병원균이 들어가서 걸리는 게 아닙니다. 병원균과 비슷한 요소가 자기 속에 있었기 때문에 병이 걸리는 것입니다. 그 요소는 자신의 사고방식이나 마음입니다. 생활을 바르게 하고, 미움이나 질투, 자기비하를 하지 않는 마음으로 지내면 누구나 건강할 수 있습니다. 병에 걸렸을 때 그 원인을 알아차리게 해주는 것은, 자기 속에 같은 방식을 가지고 있는 독의 레메디입니다.

동종요법을 배우면서 스스로 건강을 지키려는 사람은 자기 자신에 대하여 그리고 몸과 마음의 관계를 볼 수밖에 없다는 것을 알았습니다. 그리고 거기서 많은 깨달음을 얻을 수 있다고 생각합니다.

하나의 레메디란, 감정이나 마음 그리고 증상을 가진 살아 있는 한 사람의 모습입니다. 자기와 맞는 레메디 모습을 찾기 위해서는 자기를 객관적으로 봐야 합니다. 그리고 레메디 모습 속에서 새로운 자신을 발견할 수도 있습니다. 자기와 맞는 레메디를 찾는 것은, 자기 자신을 발견하는 과정이라고도 말할 수 있습니다.

행동, 감정, 정신, 증상이라는 각각의 패턴이 합쳐져 하나의 레메디 모습으로 나타납니다. 레메디는 각 패턴들의 원형이고, 레메디 하나하나의 이름은 각각의 병을 상징합니다.

동종요법 공부는 '사람을 배우는 것'이라 할 수 있고, 동종요법의 즐거움과 깊이도 '사람을 배우는' 과정에서 나오는 것이라고 생각합니다.

저는 동종요법을 많은 사람들에게 전해주고 싶습니다. 동종요법을 통해 '자신의 건강은 스스로 지킨다'라는 상식을 퍼뜨리고 싶습니다. 자기 치유력을 되찾기 위해서는 무엇보다 자기 자신에 대한 믿음이 소중합니다.

이 책이 동종요법을 하면서 '여러분 자신'을 믿는 데 도움이 되길 바랍니다.

2002년 11월 30일
유이 토라코(由井寅子)

1장 동종요법이란 무엇인가

086___	Aconite(Acon.)	아코니툼 네이펠러스	투구꽃	식물
089___	Allium cepa(All-c.)	알리움 세파	양파	식물
091___	Ant-tart(Ant-t.)	안티모니움 타르타리쿰	주석 구토제	광물
094___	Apis	아피스	꿀벌	동물
097___	Arg-nit(Arg-n.)	알젠툼 나이트리쿰	질산은	광물
100___	Arnica(Arn.)	아르니카	국화과 약용식물	식물
104___	Ars-alb(Ars.)	알세니쿰 알붐	삼산화 비소	광물
108___	Belladonna(Bell.)	벨라돈나	가지과 식물	식물
111___	Bryonia(Bry.)	브리오니아	박과 식물 덩굴옻나무	식물
114___	Calc-carb(Calc.)	칼캐리아 카르보니카	굴 껍질의 석회 성분	동물
118___	Calendula(Calen.)	카렌듈라	금잔화	식물
121___	Cantharis(Canth.)	캔터리스	청가뢰(딱정벌레 일종)	동물
124___	Carbo-veg(Carb-v.)	카르보 베지타리스	식물성 숯	식물
128___	Chamomilla(Cham.)	카모밀리아	카모마일	식물
131___	China(Chin.)	차이나	키나나무 껍질	식물
135___	Cocculus(Cocc.)	코큐러스	인도 선옹초	식물
137___	Drosera(Dros.)	드로세라	끈끈이주걱	식물
140___	Euphrasia(Euphr.)	유프라시아	좁쌀풀	식물
143___	Ferrum-phos(Ferr-p.)	페룸 포스	인화철	광물
147___	Gelsemium(Gels.)	젤세미움	노란 자스민	식물
150___	Hepar-sulph(Hep.)	헤팔 설퍼리쿰	황산칼슘	광물
154___	Hypericum(Hyper.)	하이페리쿰	맥아풀	식물
157___	Ignatia(Ign.)	이그나시아	성 이그나시아 열매	식물
161___	Ipecac(Ip.)	이페칵	토근 뿌리	식물
164___	Kali-bich(Kali-bi.)	칼리 바이크로미쿰	중크롬산염 갈륨	광물
168___	Lachesis(Lach.)	라케시스	남미산 독사	동물
172___	Ledum(Led.)	레듐	백산차나무	식물
175___	Lycopodium(Lyc.)	라이코포디움	석송	식물
179___	Mag-phos(Mag-p.)	마그네시아 포스포리카	인산마그네슘	광물
182___	Merc-viv(Merc.)	머큐리우스 바이버스	수은	광물
186___	Mixed pollens	믹스 폴렌	꽃가루 혼합	식물
187___	Nat-mur(Nat-m.)	나트륨 뮤리아티쿰	암소금	광물
191___	Nux-vomica(Nux-v.)	넉스 보미카	마전자	식물
195___	Passiflora(Passi.)	패시플로라	시계풀	식물
197___	Phosphorus(Phos.)	포스포러스	인	광물
201___	Pulsatilla(Puls.)	펄사틸라	할미꽃	식물
205___	Rhus-tox(Rhus-t.)	러스 톡시코덴드론	덩굴 옻나무	식물
208___	Ruta	루타	루타	식물

4장 레파토리

부록 한국의 상황

1장

동종요법이란 무엇인가?

'구속된 사기 자신'을 해방시키는 동종요법

동종요법homeopathy은 현대의학으로 대표되는 대중요법allopathy과 정반대의 생각과 방법으로 병이나 증상을 대하는 의학입니다. 동종요법에서는 병이나 증상이 우리 몸과 마음의 균형이 깨졌을 때 몸 스스로 보내는 경고, 몸을 그러한 불균형으로부터 지키기 위한 자연스러운 반응이라고 생각합니다.

증상을 무조건 나쁜 것으로 인식하고, 그것을 곧바로 억누르려는 대중요법은 잘못입니다. 우리 몸은 어떤 위대한 의사보다 헤아릴 수 없을 만큼의 지혜를 가지고, 몸을 낫게 하려는 반응을 합니다. 증상을 대하는 올바른 방법은, 몸이 전하는 메시지를 제대로 받아들이고 그 반응을 지지하는 것입니다.

알레르기나 자기면역질환의 증상도 피 속에 이물질이 있거나, 그 이물질 때문에 만들어진 다른 종류의 세포에서 일어나는 반응입니다. 우리가 해야 하는 치료는 그 반응을 억누르는 것이 아니라, 피나 세포로부터 이물질을 내보내는 것입니다. 난치병이 생기는 배경 가운데에는 약이나 수술로 인한 억압의 역사, 또는 예방접종을 하면서 몸 속에 들어간 이물질(이종단백질, 중금속, 바이러스 감염, 항생물질)이 있습니다. 동종요법에서는 몸이 나으려고 말하는 증상을 관찰하고, 그것과 같은 증상을 나타내는 약remedy을 줍니다. 예를 들어, 예방접종 때문에 생긴 병에는 예방접종으로부터 만들어진 약을 주기도 합니다.

사람은 물론 동물이나 식물이 병에 걸리는 이유는, 본래의 삶의 방식에서 무언가 어긋나 있기 때문입니다. 그 차이가 병 그 자체입니다. 우리에게 필요한 것은, 그렇게 어긋나 있는 부분(구속)을 풀어주는 동종의 약입니다. 그것은 동종의 자극이라고 하는 자기 인식의 빛입니다. 세포 수준으로, 자기가 자신을 보게 되면, 구속된 자기(세포 단계도 포함)가 해방됩니다.

위로나 달콤한 말에는 진실의 구원이 없습니다. 구속된 자신이 사라지지 않으면 우리의 마음은 계속 어지러울 수밖에 없습니다.

동종요법이란?

예전 일본의 민간요법 대부분은 동종의 법칙에 바탕을 두고 있었습니다. 목이 아플 때 목을 얼얼하게 만드는 생강차를 마시거나, 열이 나면 이불을 쓰고 몸을 더 뜨겁게 하고, 콧물이 나올 때 목에 파를 감는 것은 그 자취입니다.

동종이라는 개념은 고대 그리스의 의사 히포크라테스Hippocrates도 가지고 있었습니다. 그 때문에 히포크라테스를 동종요법의 원조라고 말하는 사람도 있습니다.

지금까지 알려진 고대 그리스의 생각은 이집트, 특히 알렉산드리아의 교회나 책에 기원이 있습니다. 동종요법은 5000년 전 고대 이집트나 아라비아, 중국에서 쓰였고, 그때에는 다른 치료법은 없었다고 생각됩니다. 옛날 사람들은 병이란 무엇인지 그리고 진정한 치유란 무엇인지를 확실히 알고 있었겠지요. 유대의 오래된 경전에는 "하나님은 동종으로 치료하지만, 사람은 역종으로 치료하려고 한다"라는 구절이 있고, 일본의《고사기》에는 "그 사람 전체의 생명력을 끌어올리는 것이 진정한 치료법이며, 부분을 진찰하는 것은 온전한 치료가 아니다"라고, 생명력vital force(22~25쪽 참고)에 대한 내용이 있습니다.

그런데 로마 시대 때부터 대증요법이 융성해, 그 뒤 1500년 동안 동종요법은 암흑 시대를 맞았습니다.

하지만 동종요법은 고대의 지혜를 계승하는 사람들에 의해 유대나 아라비아 의학 속에서 계속 숨쉬고 있었습니다. 그러한 사람들 가운데 연금술사로 유명한 파라셀수스Paracelsus가 있습니다.

동종요법의 핵심은, 동종의 원리와 더불어 '연하게 하고 생명력을 불어넣는다'고

하는 물질의 영혼화에 있습니다. 파라셀수스는, 물질 안에 숨어 있는 본질을 끄집어내어 치료를 위한 약으로 활성화시키기 위해서는 아주 적은 양으로 가능하다는 것을 알고 있었습니다.

그는 다음과 같이 말하고 있습니다. "진실의 가치는 물질 요소에 있는 것이 아니라, 그 본질에 있는 것이다. 그것은 20파운드를 1온스까지 줄여 그 1온스가 지닌 잠재 능력이 20파운드보다 훨씬 우수하다고 하는 진수의 법칙이다. 따라서 적으면 적을수록 효용이 있는 것이다." 이것이 최소량이 최대의 효과를 올리는 동종요법의 생각인 것입니다.

파라셀수스 뒤 300년, 지금부터 200년 전에 동종요법의 창시자인 독일의 의사 사뮤엘 하네만^{Samuel Hahnemann}이 등장했습니다. 그는 말라리아에 효과가 있다고 하는 기나^{cinchona bark}의 껍질을 실제로 달여 마셔 보았습니다. 그러자 일시적으로 열이 나고 오한과 통증, 탈수, 무기력 등 말라리아와 같은 증상이 나타났습니다. 말라리아에 걸린 사람에게는 말라리아의 증상을 없애 주는 것이, 건강한 사람에게는 말라리아와 같은 증상을 가져오는 것에 힌트를 얻은 하네만은 '동종의 법칙'을 재발견해 체계적으로 구축했습니다. 그리고 하네만은 자신이 구축한 새로운 수법을 희랍어의 동종^{Homoios}과 병·고통^{Patheia}을 조합해 동종요법^{Homeopathy}이라고 이름 붙였습니다.

하네만은 '초미량의 법칙', 즉 몸에 해로운 물질이라도 그것을 천문학적으로 희석하고 두드리게(흔들리는 것) 함으로써 독성을 없앰과 동시에, 몸과 마음에 깊게 작용함으로써 근본적인 치유를 하는 동종요법을 확립한 것입니다.

동종요법의 예

동종요법 레메디 가운데 커피^{Coffea}는 원두커피에서 만든 것입니다. 원두커피는 잠을 방해하고, 신경을 흥분시키는 작용을 합니다. 그런데 레메디로서 코피아에 적합한 증상은 흥분, 예민, 아픔 등으로 신경이 흥분되어 잠을 이룰 수 없을 때(특히 기쁨으로 흥분했을 때) 자연스럽게 잘 수 있도록 도와 줍니다.

보통 흥분으로 잠을 잘 수 없을 때에는 정신을 안정시키는 화학물질을 사용하지만, 동종요법에서는 반대로 신경을 흥분시키는 커피를 고도로 희석한 레메디를 줍니다. 그렇게 함으로써 우리 몸은 신경의 불균형을 깨닫고 본래의 균형을 되찾을 수 있도록 자연치유력을 작동합니다. 그러면서 신경의 흥분은 진정되고 잠을 잘 수 있게 되는 것입니다.

잠을 잘 수 없을 때 무조건 커피를 쓰는 것은 아닙니다. 잘 수 없는 원인은 여러 가지가 있기 때문입니다. 커피는 불면의 원인이 되는 패턴의 하나입니다. 불면의 다양한 원인에 적절한 레메디를 써야 합니다.

예를 들어, 초조해서 잠을 이루지 못할 때는 Nux-vomica 등을, 공포심 때문에 잘 수 없을 때에는 Aconite 등을 사용합니다. 레파토리에서 불면증을 찾아보면 약 500종류의 레메디가 세세하게 분류되어 나옵니다.

이와 같이 동종요법에서는 불면에 대해서는 불면을 일으키는 것, 열에는 열을 일으키게 하는 동종의 것으로 자연치유력을 발동시킵니다. 그렇게 함으로써 병의 원인을 자신의 힘으로 밀어내는 것입니다.

'동종'의 핵심은 '불을 가지고 불을 억제한다'라는 고대 그리스 격언에 숨겨진 진실과 통합니다.

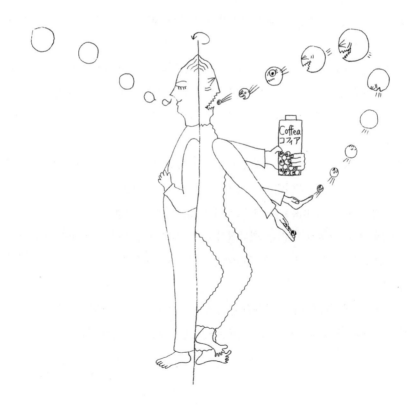

생명력 Vital force ①

'생명력vital force'은 생명 에너지의 흐름으로, 그 흐름이 생명을 유지하고 있습니다. 동종요법에서는 '생명력'이라고 하는 생명 에너지의 흐름이 모든 생물에게 '생명'을 준다고 생각합니다.

병의 근원은, 이러한 생명력이 흐르지 못하기 때문이라고 동종요법에서는 생각합니다. 즉, 생명이 지닌 본래의 '삶의 방식'을 잃어버린 게 병의 원인이라고 생각하는 것입니다.

생명력은 '자기 치유력'이라고도 말할 수 있습니다. 생명력이란, 부자연스러운 자기를 풀어주어 스스로 치유력을 얻을 수 있다고 하는 진실을 말합니다. 생명력의 흐름이 막히는 것과 부자연스러운 자기가 만들어지는 것은 뗄래야 뗄 수 없는 관계입니다.

'흐름'이 막히면 생명력도 약해집니다. 부자연스러운 것을 만들어내는 힘이 '흐름' 안에 있다면, 그것을 밀어내는 힘 또한 '흐름' 안에 있습니다. 병, 부자연스러운 자기, 유지하는 힘, 밀어내는 힘, 그 모든 것이 생명력에 있습니다.

생명력은 눈에 보이지 않는 비물질적인 에너지의 흐름입니다. 병이란 이 비물질적인 생명력의 흐름이 막힌 것으로, 이 병에 작용을 하는 것 또한 똑같이 비물질적 에너지체인 레메디가 됩니다.

레메디가 생명력에 자극을 주어 병을 밀어냅니다. 자기(본래의 생명 에너지가 지닌 흐름)가 비자기(병)를 인식해 밀어내는 힘, 이것이 생명력의 힘입니다.

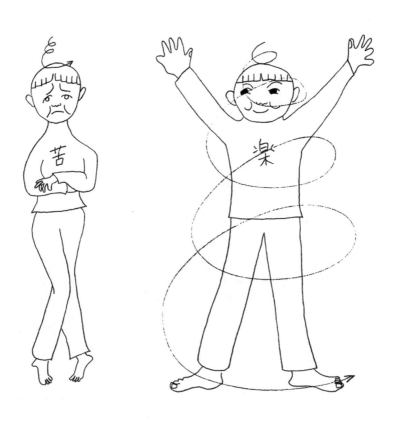

생명력 Vital force ②

문제가 되는 의식의 패턴이나 기억은 자유 에너지를 떨어뜨려 안정된 패턴의 장소를 만듭니다. 이렇게 되면 생명력은 거기서 회전 에너지(마음의 질량)로 전환되어 생명력의 부드러운 흐름이 막힘과 동시에, 관찰의 중심 위치가 형성되면서 자기가 탄생합니다. 이것이 생명력의 흐름을 정체시키는 힘이 됩니다.

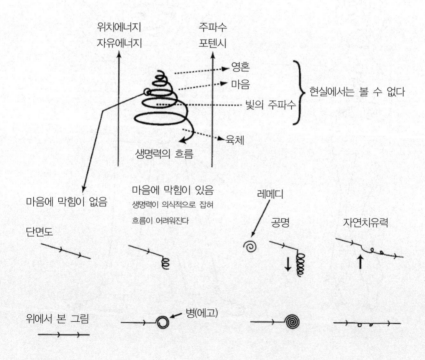

여기에 같은 패턴의 레메디를 넣으면, 일시적으로 구속되어 있던 장소가 공명 증폭해 부자연스러운 자기의 것과 직면하고, 세포 수준 혹은 의식 수준으로까지 깨우쳐 생명력이 흐르기 시작하는 것이라고 생각할 수 있습니다.

장소가 공명 증폭함으로써 깨우치게 되는 것은 상태 변화가 없는 곳에서는 어떤 인식도 얻지 못하다가, 안정적 자기가 변화하면서 처음으로 인식 주체가 이행하고 자연스러워지려는 의지가 일어나기 때문이라고 생각할 수 있습니다.

그러니까 동종요법의 비법은, 상담자의 부자연스러운 의식 패턴에 얼마나 잘 맞는 패턴(레메디)을 보내 공명시키고, 의식장의 변화(균형을 무너뜨리는)를 가져올까에 있다고 말할 수 있습니다.

병과 증상

앞서 말했듯이, 병은 생명력의 흐름이 막힌 결과입니다. 눈에 보이는 증상이 원인이 아니라, 병이 증상의 원인입니다. 그러므로 치료의 핵심은 증상이 아니라, 병입니다. 하지만 병 자체를 눈으로 볼 수는 없습니다. 우리가 볼 수 있는 것은 병이 만들어지는 과정 혹은 병을 치료하는 과정에서 드러나는 증상뿐입니다.

동종요법은, 병과 같은 성질을 가진 비물질적인 약으로 병을 밀어내는 것입니다. 눈에 보이지 않는 병을 찾기 위해서 증상이 도움이 됩니다. 증상이 없으면 병을 찾을 수 없고, 병을 찾지 못하면 병과 같은 약도 찾아낼 수 없습니다.

그러나 대증요법에서는 병의 결과인 증상에 병명을 붙여 본래 치료해야 할 병 그 자체를 찾기보다는, 증상을 억누르는 데 힘을 쓰고 있습니다.

증상을 다루는 방법에서 동종요법은 대증요법의 정반대에 있습니다. 증상은 병(병의 원인)을 찾는 중요한 길잡이이며, 생명력이 일하고 있다는 표현입니다. 그 생명력을 높이고 증상을 밀어내기 위해서는 '깨달음'이 필요합니다. 그 '깨달음'을 갖게 하려면 동종의 약이 있어야 합니다.

고인 물은 썩어 버립니다. 마찬가지로 생명 에너지도 흐름이 막히면 에너지가 썩습니다. 썩은 에너지가 싫다고 그것을 막아버리면, 그 자체가 다시 에너지를 막히게 하는 힘이 되어 버립니다. 증상을 막는 것이 아니라, 흘려 보내야 본래의 생명 에너지가 제대로 흐를 수 있습니다.

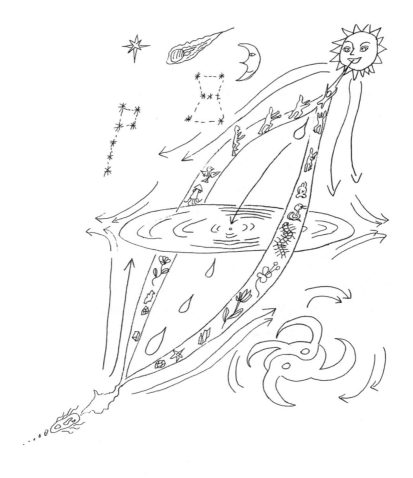

레메디

레메디는 생명력에 자극을 주는 것으로, 일반적인 약과는 다릅니다. 다양한 광물, 식물, 동물, 병원체들을 갈고 부숴 희석시키고 흔들어 섞어서(진탕) 만드는 레메디는 3,000종류가 넘습니다. 이 레메디들이 몸과 마음의 어떤 증상에 맞는지에 대해서는 《Materia medica》라는 책에 자세히 나와 있습니다.

동종요법의 레메디는 물질 안에 머무는 에너지를 꺼낸 것입니다. 바꾸어 말하면, 그 물질을 성립하게 만든 구조 패턴을 꺼낸 것입니다.

다양한 물질의 에너지가 레메디가 됩니다. 광물, 식물, 동물은 물론, 태양의 빛^{Sol}이나 달빛^{Luna}까지 레메디로 있습니다.

이렇게 다양한 물질들이 레메디가 되는 것은, 동종요법에는 '삼라만상의 모든 것들은 그 안에 독특한 정신을 가지고 있다'라는 생각이 있기 때문입니다. 세상의 모든 물질들이 레메디가 될 수 있다는 말이기도 합니다. 동종요법의 레메디들은 각각 독특한 정신과 특별한 증상을 가지고 있습니다.

병과 최대한 닮은 레메디를 먹으면, 병과 레메디가 공명해 병의 패턴이 일시적으로 증폭됩니다. 그와 동시에 원래대로 돌아오려고 하는 생명력이 늘어납니다. 결과적으로 치유의 과정이 촉진됩니다.

그러나 레메디로 할 수 있는 것은 어디까지나 생명력에 자극을 주는 일입니다. 병을 내쫓는 것은 자기 자신에게 갖춰진 자기 치유력^{Vital force}입니다.

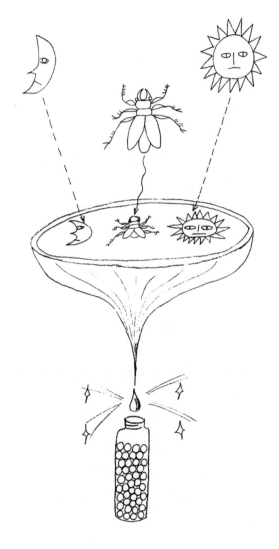

포텐시^{potency}

하네만은 물질을 희석·진탕함으로써 물질의 독성이 없어짐과 동시에 몸과 마음에 깊이 작용한다는 것을 발견했습니다. 그 희석·진탕의 정도를 '포텐시'라 부르고, 효과적인 포텐시가 경험으로 확립되어 있습니다.

영국의 가정집들에서 쓰는 동종요법 약의 포텐시는 6~30C입니다. 여기서 C는, 라틴어로 100을 의미하는 Centuria의 머릿글자로, 100배 희석을 뜻합니다. 그러니까 30C는 100배 희석을 30번 한 것으로, 10^{60} 희석을 말합니다.

이러한 희석 수준은 아보카도로수의 한계 희석인 '10^{24} 희석'을 아득하게 넘어, 이론적으로는 물질의 분자가 1개도 존재하지 않는 무한 희석 수에 다시 희석·진탕을 해서 만들어지는 것입니다. '은하계에 눈물 1방울이 녹은 상태'라고 표현하면, 30C의 포텐시를 막연하나마 이해할 수 있지 않을까 생각합니다.

그러나 동종요법의 포텐시는 최대 '$10^{200만}$ 희석'으로 상상을 초월합니다. 신비스러운 면이 있지만, 그것이 풍부한 치료 결과를 가져오는 것은 아무도 부정할 수 없습니다.

동종요법 레메디의 포텐시를 높이면 높일수록 몸에서부터 마음과 감정의 단계에 작용한다는 것이 경험으로 알려져 있습니다.

치료를 하는 사람 입장에서 말한다면, 마음으로부터 몸을 관통하는 자연치유력의 흐름 안에서 어디에 원인이 있는지를 판별해 주파수(포텐시)와 패턴(동종요법 약)을 맞추어 가지 않으면 진정한 동종요법이라고 말할 수 없습니다.

마음의 본모습과 자세까지 포함하는 증상의 전체 모습 그리고 동종요법 약의 모습이 서로 최대한 맞도록 선택하는 것이 동종요법치료자의 실력입니다.

그런데 포텐시를 높이기 위해서는 희석만이 아니고, 희석한 물을 진탕해야 합니다. 동종요법 약은 희석과 진탕이라는 2가지 과정의 반복으로 만들어집니다.

우주의 삼라만상은 생명력을 가지고 파동합니다. 파동하지 않는 것은 없습니다. 그리고 생명을 불러오는 것도 진동입니다. 그래서 목숨을 뜻하는 '명(命)'이라는 글자에는, 'ㅡ(한 일, 시작)' 아래에 '두드린다'라는 글자 '고(叩)'가 들어 있는지도 모릅니다.

동종요법 약을 만드는 과정에서 '두드리는' 작업은, 하네만 시대로부터 신성한 작업으로 이어져 왔습니다. 영국에서 가장 질 좋은 동종요법 약을 만드는 히리오스사에서는, 하네만 시대에 했던 것처럼 성경 위에서 그 작업을 하고 있습니다. 그 광경은 물에 생명을 불러오는 것 같기도 하고, 또 두드림으로써 물질 안에 잠재하는 생명(영혼)을 꺼내고 있는 것 같기도 합니다.

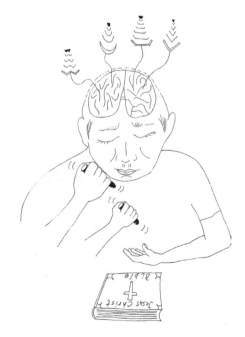

약

희석·진탕하는 것을 영어로는 'potentization(역동화)'이라고 합니다. 물질을 역동화시켜 만드는 동종요법 약에는 병을 치료하기 위한 기운이 숨어 있습니다.

그러나 이른바 '약'에는 숨어 있는 기운이 낮고, 물질적으로 증상에 작용은 할 수 있지만, 보다 정교한 생명 에너지까지는 작용하지 않습니다.

다만, 장기나 조직에 이상이 생겼을 때 거기에 작용하려면 어느 정도 물질적인 힘도 필요합니다. 그러나 장기나 조직의 병을 근본에서 회복시킬 수 있는 것은 동종의 원리에 따라 처방된 약뿐입니다.

물질적인 약은 증상을 확실히 억누를 수 있지만, 그 방향으로만 약을 쓰는 것은 대증요법입니다. 물질적 약은 증상을 억누르는 방향이 아니라, 동종요법의 원리에 따라서 증상을 밀어낼 수 있도록 즉, 장기나 조직의 기능을 높이는 방향으로 쓰는 것이 올바릅니다.

우리는 약의 본질은 병이라는, 아주 기본적인 사실을 잊고 있습니다. 만약 약이 동종의 원리로 쓰이지 않는다면, 그 약은 내부에 병을 묻어버리고 약 마이아즘으로 불리는 병의 토양을 만들 뿐입니다.

지금의 의약품은 분자 수준에서 생화학 체계에 근거해 개발되고 있습니다. 이러한 약들은 아주 위급한 상황에는 어쩔 수 없이 쓰여야 한다고 생각합니다. 하네만도 생명이 위급할 때에는 대증요법을 써도 어쩔 수 없다고 했습니다. 그러나 생명에 바로 관련된 증상이 아닌데 대증요법으로 약을 쓰는 의사에 대해서는 강력하게 반대하고 있습니다.

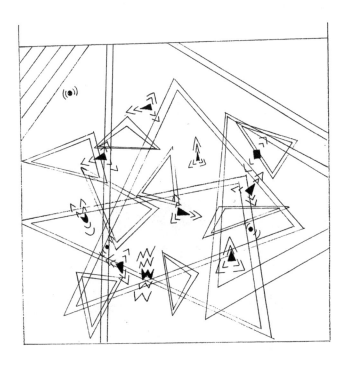

대증요법allopathy

대증요법은 '다르다allo'와 '병patheia'을 조합한 말로, '병과 다르다'라는 뜻입니다. 어떤 요법이든지 그 바탕이 동종의 원리에 있는지, 대증의 원리에 있는지 두 가지로 나눌 수 있습니다.

동종의 원리에 바탕을 두지 않은 방법으로는 진정한 치유를 할 수 없습니다. 거기에는 '알아차림'과 스스로 치유하려는 힘이 없기 때문입니다.

대증요법은 내부에 부자연스러운 것을 지닌 채 생명력의 균형을 맞추려는 방법입니다. 증상을 내보내려는 것이 아니라, 억누르는 방법으로 지금의 현대의학이 대증요법을 대표하고 있습니다.

동종요법과 대증요법의 차이

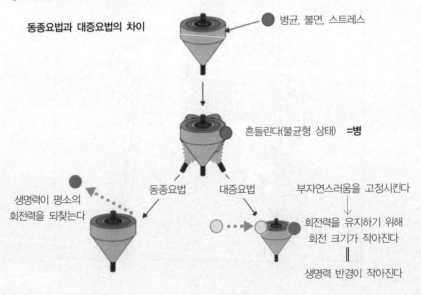

병균, 불면, 스트레스

흔들린다(불균형 상태) **=병**

생명력이 평소의
회전력을 되찾는다

동종요법

대증요법

부자연스러움을 고정시킨다

회전력을 유지하기 위해
회전 크기가 작아진다

생명력 반경이 작아진다

대증요법은 증상의 원인에 대한 통찰보다는, 쉽고 편안한 것을 찾는 쪽으로 흐르는 사람의 마음이 발전시킨 표면적인 요법입니다. 대증요법의 발달이 사람의 마음을 보다 약하게 만들었다고도 말할 수 있습니다.

증상을 억누르는 대증요법이 발달하면서, 우리는 증상에 책임을 지는 쪽보다는 책임을 피해 대증요법 의사에게 기대는 쪽으로 가고 있습니다. 대증요법은 병의 원인을 바깥에서 찾으려 하기 때문에, 진실과 마주보기 싫은 거짓의 자신에게는 너무나 좋은 도피처입니다.

병의 원인을 바깥에서 찾으려면 얼마든지 찾을 수 있습니다. '세균이 나쁘다, 바이러스가 나쁘다, 곰팡이가 나쁘다, 기생충이 나쁘다, 진드기가 나쁘다…' 하면서 이러한 것들을 모두 없애버리면 문제가 해결된다고 생각합니다.

그러나 진짜 원인은 우리 안에 있습니다. 자신이 책임을 지지 않고 다른 곳에서 원인을 찾아봤자 문제의 근본 해결은 되지 않습니다. 만약 원인이라고 생각하는 것을 과학으로 억누를 수 있다 해도 그것으로 문제가 해결되지 않습니다. 설사 문제를 해결했다 해도 다른 병원체가 반드시 다시 생겨 또 다른 문제로 나타납니다.

왜냐하면 생명력의 흐름이 막힌 곳은 '부패'하기 때문입니다. 에너지의 흐름이 막힌 곳에 벌레(분해자)가 끓고, 분해자가 흙에 돌려주는 것은 자연의 섭리입니다. 벌레가 끓고 증상이 나오는 것은 원래의 모습으로 돌아가려는 신호입니다.

만약 밖으로 드러나는 어떤 증상도 없다면, 우리는 어떻게 우리 내부의 부자연스러움을 알 수 있을까요. 우리에게 고통을 주는 악마는 알아차림을 줌과 동시에 천사로 모습을 바꿉니다.

동종요법 약의 대부분은 독으로 만들어져 있습니다. 그러나 동종요법의 약으로 만들어진 독은 훌륭한 치료제의 가능성을 품고 있습니다. 우리에게 고통을 주는 것만이 고통을 겪는 자신을 해방시키는 '깨달음'의 열쇠가 되기 때문입니다.

대중요법의 잘못

현대의학으로 대표되는 대중요법의 수단은 주로 증상에 대항하는 약을 먹거나, 수술을 하는 게 중심입니다.

유물적 입장으로부터 발전한 서양의학의 기본 생각은, 눈에 보이는 증상을 없애면 문제가 해결된다는 것입니다. 그래서 병의 원인을 환자 자신에게서 찾는 것이 아니라, 세포 같은 물질 구조에서 찾으려 했습니다. 서양의학은 그렇게 찾은 원인을 물질적 약이나 수술로 제압할 때마다 병에 승리해 발전하고 있는 것처럼 착각해왔습니다.

그러나 의학이 그렇게 발전했다고 하는데도 환자는 여전히 늘어나고, 난치병도 줄지 않고 있습니다. 대중요법은 병에 승리해 온 것이 아니라, 증상에 승리하고 있었다는 말입니다.

증상을 억누르는 것은 몸 속의 독을 밖으로 내보내는 길을 막고, 몸이 스스로 지닌 치유 시스템을 무너뜨리는 것입니다. 마치 경고 불빛(증상)이 눈에 거슬린다고 그것을 부숴버리고는 '이제 됐다'라며 가슴을 쓸어 내리는 것과 비슷합니다.

대중요법이 아무리 발달했더라도 눈에 보이지 않는 병을 치료하지 않는 한, 또 다른 모습으로 다른 곳에서 증상이 나옵니다. 생명 에너지는 언제나 몸 안에서 밖으로, 마음에서 몸으로 흐르고 있기 때문입니다.

현대과학은 병의 원인을 보다 미세한 분자 수준에서 찾고 있습니다. 그러나 분자 수준에서 증상을 없앨 수 있다고 해도 생명력의 흐름이 막혀 있는 한, 그리고 자연치유력이 일하고 있는 한, 다른 새로운 형태로 나오는 증상을 막을 수는 없습니다.

지금처럼 증상을 억누르는 방향으로 의학이 아무리 발달해도 환자는 줄지 않고 보다 복잡한 증상을 만들게 될 뿐입니다. 현대의학의 훌륭한 발전의 역사는 한편으로 더욱 다양하고 복잡한 증상의 역사를 만들어가고 있는 것처럼 보입니다.

그런데도 원래의 모습으로 돌아가려고 증상이 나오는 상태는 비교적 치료하기 쉽다고 말할 수 있습니다. 그것보다 어려운 상황은, 부자연스러움이 있는 상태로 안정화된 것이라고 동종요법에서는 생각하고 있습니다.

증상을 계속 억누르면 부자연스러운 상태에서 생명력이 균형을 유지해, 머지않아 그것이 당연한 일로 되어 버립니다. 결국 그 책임은 자기 스스로 져야만 합니다.

동종요법에서는, 그렇게 몸에 생긴 부자연스러운 패턴을 '마이아즘'이라고 부릅니다. 마이아즘이 만들어지려면 몇 세대가 지나야 하지만, 일단 만들어지면 그것을 토해내는 것은 불가능에 가깝다고 말할 수 있습니다. 지금의 의학은 증상을 억누름으로써 다양한 병원체가 마이아즘으로 만들어지고 있습니다.

만약 분자 수준에서 모든 증상을 억누르는 데 성공했다면, 그것은 인간이 지닌 가장 위대한 것을 빼앗김을 뜻합니다. 그렇게 되면 생명력의 혼란에 대해, 전체는 항상 내부에 부자연스러운 패턴을 파묻는 형태로 대응해야 합니다.

증상이란, 자연치유력이 일하고 있다는 확실한 증거이며, 원래의 모습으로 돌아가려는 모습입니다.

깨달음과 자연치유력

자연치유력은 스스로가 원래의 모습으로 돌아오려고 하는 힘입니다. 본래의 자연스러운 삶의 방법을 되찾으려는 의지는, 부자연스러운 자기를 깨달을 때에만 움직입니다. 자기 자신이 자연스럽게 돌아오려고 하는 것이 병을 내쫓는 원래의 힘입니다.

증상은 생명력의 흐름이 막혀 있을 때 나타납니다. 부자연스러운 패턴이 생명력의 흐름을 막습니다. 이러한 패턴에 동종의 약을 먹으면, 일시적으로 패턴의 공명·증폭이 생겨 자기 자신의 몸과 마음이 그러한 패턴을 가지고 있음을 깨닫게 해줍니다.

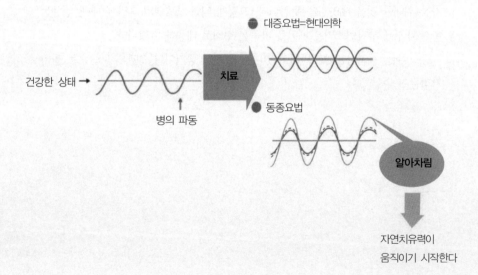

동종요법치료자는 동종의 파동을 보내 깨달음에 도움을 주고 있을 뿐입니다. 깨닫는 것도, 치료하는 것도 자기 자신의 생명 에너지입니다. 자기 자신 말고 자신을 고칠 수 있는 사람은 없습니다.

부자연스러운 것을 받아들이고 그것을 밀어내기 위해서는 '깨달음'이 필요합니다. 그리고 그 과정이 '배움'이 됩니다. 그러므로 배우기 위해서는 한 번은 스스로에게 없는 것을 받아들이는 과정이 필요합니다.

부자연스러운 자신을 깨닫기 위한 열쇠를 쥐고 있는 것은 독의 패턴입니다. 그것이 자기 속에 있는 부자연스러운 패턴이기 때문입니다. 스스로 깨닫기 위해서는 자신을 비추는 거울이 필요합니다. 동종의 약이 그 거울 역할을 합니다. 그리고 또 하나의 거울이 있습니다. 바로 '현실'입니다.

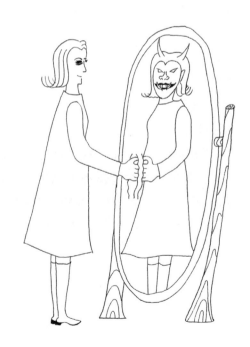

면역과 동종요법

　면역이란, 몸에서 자기와 자기 아닌 것을 알아차리는 시스템을 말합니다. 항체는 자기 인식의 물리적 현상이라고 말할 수 있습니다. 그리고 그 속에 양심이라는 의식 차원의 자기 인식(깨달음)이 있고, 생명 고유의 생명력이라는 자기 시스템이 있습니다.

　생명력은 자기 아닌 것이 생겼을 때 제대로 흐르지 못하고, 자기 아닌 것을 깨달았을 때 자기 아닌 것과 함께 흘러 나갑니다. 동종요법이 면역력을 높이는 효과가 있다고 알려져 있는데, 자기 인식을 높여 주는 것을 생각하면 당연한 것입니다.

　하지만 예방접종을 하면, 뭐가 옳고 뭐가 그른지 자기 인식이 혼란을 일으킬 수 있습니다. 자기 내부에 병에 걸리는 선천적인 원인(비자기)을 가지고 있는데, 대중요법에서는 예방이라는 이름으로 그 원인을 누르고 있는 것입니다. 결국 정화하는 시기를 놓치고 그 악영향이 몇 십 년 지나 생기거나, 마이아즘이 만들어지는 원인이 됩니다.

　예방접종은 자기 인식을 혼란시키고, 눈의 띄게 면역력을 떨어뜨리는데 그렇게 함으로써 '자기가 아닌 것을 자기로 만든다'는 의심을 받고 있습니다. 또한 예방접종은 세균이나 바이러스를 직접 몸에 넣는 것이어서 소아병의 선천적인 원인을 가지고 있지 않은 아이에게도 병을 만드는 패턴의 일부로 심어줄 가능성이 있습니다.

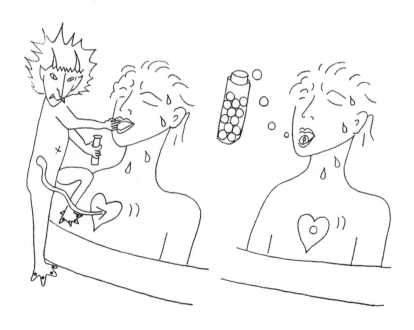

치료란

　진정한 치료란 증상을 억누르는 것이 아니라, 병이라고 하는 생명력의 막힘을 풀어주는 것입니다.

　생명력은 생명 에너지의 흐름이며, 생명 본래가 살아가는 길입니다. 부자연스러운 패턴, 자연의 흐름에 따르지 않는 자기(=구속됨)는 생명 에너지의 흐름을 방해합니다.

　누구나 때로는 '저 사람이 내게 상처를 입혔다', '그가 나를 거절했다', '저 사람이 밉다'라고 하는 구속(=병)을 느낍니다. 그러한 구속을 느끼면 본래의 생명 에너지의 흐름이 막히고, '단단한 몸'이 되어 갑니다. '다 지나가는 거야, 오늘 하루도 살아갈 수 있어 감사하다!'라고 말하면서 기분을 마구 흘려보내는 것, 그것이 생명력을 자연스러운 흐름으로 되돌리는 것입니다.

　심리요법psychotherapy의 한계는 잘 알려져 있는 사실이지만, 주로 마음의 영역을 다룹니다. 구속된 자기들이 의식할 수 없는 것도 있고, 몸에 배어 있는 것도 있습니다. 세포 수준에서 깨달음을 얻기 위해서는 의식할 수 있는 마음의 영역보다 더욱 깊이 작용하는 동종요법의 약이 필요합니다. 마이아즘이나 약의 해로움도 그렇지만, 그것들은 마음을 만지작거려서 어떻게 되는 것이 아닙니다. 자신 속에 있는 부자연스러움을 자신의 몸이 알아차리고, 그것을 해방시키지 않는 한 병은 낫지 않습니다.

　동종요법치료자의 일은, 동종요법 약이라는 에너지의 매체를 써서 구속된 자신을 깨닫도록 돕는 것입니다. 어디까지나 깨닫는 것은 본인입니다. 누군가 대신 깨달을 수 없습니다. 자신의 마음과 몸이 깨달아 자신이 고치는 것입니다.

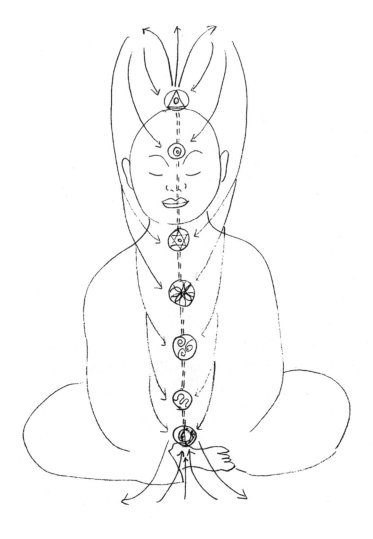

치료사란

진정한 치료자는 자신입니다. '자신 말고 병을 고칠 수 있는 사람은 없다'라는 당연한 사실을 받아들이지 않고, 치료자가 병을 고치려 한다면 이미 그 자세 자체가 틀렸습니다. 그러한 생각을 계속하는 한, 유감스럽게도 그 생각 자체가 병을 치료할 수 없게 만드는 힘이 되어 버립니다. 의학이 그리고 치료자가, 환자의 '스스로 치유하려는 의지'를 빼앗아 버리기 때문입니다.

그것은 마치 기독교 역사에서 교회가 하나님과 인간 사이에 개입해 인간에게서 '자신을 믿는 힘'을 빼앗고, 단지 죄인이라고만 생각하게 만든 것과 비슷합니다. 대중요법이 자연치유력과 인간 사이에 개입해 병을 치료하는 힘을 자신 외의 다른 사람에게 전가시키고, 자신이 본래 가지고 있던 '병을 내쫓는 힘'을 빼앗아 버린 것입니다.

현대의학은 환자로 하여금 치료자나 약에 기대게 만들고, 그렇게 되면 자연치유력을 잃고 스스로 병을 밀어낼 수 없게 됩니다.

'자신 말고 병을 고칠 수 있는 사람은 없다'라는 사실을 이해하고, 어떻게 그 사람 본래의 '자연치유력'을 끌어낼 것인가에서 출발해야 옳습니다.

그 출발점이 틀리지 않다면, 거기에서 발달하는 과학이나 의학·의약품은 값지다고 생각합니다. 문제는, 과학이나 의학·의약품의 발달에 있는 것이 아니고, 그것을 어떻게 쓰느냐입니다.

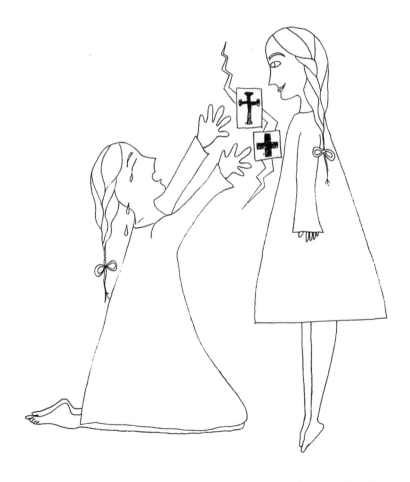

검증^{proving}이란

검증^{proving}이란, 건강한 사람에게 동종요법 약을 주었을 때 생기는 결과를 말합니다.

동종요법 약이 어떤 힘을 갖고 있는지를 찾기 위해서는, 그 약이 어떤 증상을 억누를 지가 아니고, '어떤 증상을 나타낼 수 있을 것인가'를 알아야 합니다. 그 때문에 건강한 사람에게 동종요법 약을 먹게 하고, 어떤 정신적·육체적 특징이나 증상을 보이는지 상세하게 관찰합니다. 동종요법 약이 지닌 파동을 증상으로 확실히 나타내기 위해서는 잔잔한 수면이 필요하기 때문에 건강한 사람을 대상으로 하는 것입니다. 이러한 검증을 통해 동종요법 약들이 어떤 정신적·육체적 증상을 나타내는지 상세히 조사해 정리한 것이 약물학^{materia medica}입니다.

우리들은 바깥 세계의 정보와 상호작용하면서 끊임없이 변화하고 있습니다. 어떤 정보라도 우리가 받은 정보는 어떤 반응을 일으키고, 그 결과가 몸과 마음에 나타납니다. 우리들이 마시는 공기나 물, 음식, 인상, 에너지 모두가 검증되는 것입니다.

도시에 사는 사람들은 오염된 공기, 염소가 많이 들어간 물, 첨가물이 들어간 식품, 전자파가 어지럽게 흐르는 공간… 그것들을 검증하고 있습니다. 현대인의 꽃가루알레르기, 만성비염, 피해망상, 신경증 등은 부자연스러운 환경을 검증한 결과라고도 말할 수 있습니다. 그러므로 동종요법에서는 그러한 부자연스러운 것으로부터 만들어진 약도 주는 것입니다.

약물학 Materia medica

여러 가지 약물학이 있지만, 동종요법의 약물학이야로 유일하게 진정한 약물학이라고 말할 수 있습니다.

다른 약물학들은 어떤 증상을 '억누르는' 힘이 있는 지에 기초를 두어 쓰여졌습니다. 하지만 동종요법의 약물학은 어떤 증상을 '일으키는지' 동종의 원리에 바탕을 두고 그 증상을 내보내는 힘에 대해서 말합니다.

그러므로 지금의 약물학은 뿌리부터 틀렸다고 말할 수 있습니다. '동종의 원리'에 바탕을 둔 올바른 약물학이란, 검증을 통해 나타난 각각의 물질이 지닌 속성(몸에 순수하게 작용하는 힘)을 조사하는 학문이어야만 합니다. 몸에 작용하는 힘을 반대로 이용하고, 효과·효능을 강조하는 학문은 앞뒤가 바뀐 것입니다.

'약'이라는 것이 처음부터 따로 있지 않고, 동종의 원리에 바탕을 두고 환자에게 어떤 물질을 처방한 때에라야 그것이 약이 되는 것입니다.

동종요법의 약물학에는 각각의 약들을 검증해서 얻은 정신적 특징, 육체적 증상, 기조(좋아지거나 나빠지는 원인), 작용하는 기관이나 조직 등이 자세히 쓰여 있습니다.

동종요법치료자는 약물학에 정통해야 합니다. 하지만 모든 증상을 기억할 수는 없기 때문에, 레파토리repertory가 필요합니다.

레파토리^{repertory}

레파토리란, 환자의 증상에 가장 알맞은 약을 찾아내기 위한 사전입니다.

수 천 종류의 약에 대한 증상이 쓰여진 두꺼운 약물학을 전부 기억할 수는 없습니다. 만약 약물학 책만을 가지고 약을 찾으려면 시간도 꽤 걸리겠지요. 그래서 증상으로부터 동종요법의 약을 찾을 수 있도록 편집한 것이 레파토리입니다. 예를 들어, '열이 많이 나지만, 손발은 차갑고 얼굴이 붉은'을 레파토리에서 찾으면, Belladonna가 제일 알맞은 약임을 알 수 있습니다.

그러나 레파토리만으로 약을 찾는 것은 경솔하다고 말할 수 있습니다. 가장 효율적으로 알맞은 약을 찾아내는 방법은, 환자의 증상에 바탕을 두고 레파토리로부터 어느 정도 약을 선택한 뒤 약물학에서 확인하는 것입니다. 약물학과 레파토리는 가장 알맞은 약을 선택하는 과정에서 서로 보완해야 합니다.

제가 학생 때 많이 본 레파토리는 켄트^{Kent}가 만든 레파토리였습니다. 켄트의 레파토리는 100년 전에 만들어진 것으로, 셰익스피어 시대의 영어가 많아 정말 어려웠습니다. 대학 2학년이 되었을 때, 획기적인 레파토리가 혜성처럼 나타났습니다. 그것은 미국의 동종요법치료자인 로빈 머피^{Robin Murphy}가 만든 것입니다. 동종요법 공부에 거의 좌절을 느끼고 있었던 때, 머피의 레파토리 덕분에 다시 힘을 낼 수 있었습니다

머피의 레파토리는 현대판 레파토리의 집성이라고 할 수 있습니다. 거기에는 켄트로부터 시작해 파탁^{S.R.Phatak}, 클라크^{Clarke}, 볼릭^{Boericke}... 그밖에도 뛰어난 동종요법치료자들의 레파토리들이 현대 영어로 쓰여 있습니다.

과학적 근거 ①

파리대학 의학부를 수석으로 졸업한 자크 벵베니스트Jacques Benveniste 박사는 1988년, 영국의 권위 있는 과학잡지 〈네이처nature〉에 논문을 발표했습니다. 그것은 초희석액에 원래 물질의 활성이 남아 있는 것을 증명한 획기적인 것이었습니다.

이 충격적인 논문은 세계의 주목을 끌어 거기에 반대하는 사람들과 격렬한 논쟁을 주고 받았습니다. 벵베니스트 박사는, 알레르기 물질을 희석해 가면 알레르기 반응이 작아지지만, 어느 단계를 넘으면 상황이 역전해 반응이 커지다가 정점을 경계로 다시 반응이 작아진다는 것을 실험으로 증명했습니다. 아무리 희석해도 그 과정을 반복하고, 결코 반응이 사라지지는 않는 것입니다.

이 실험 결과는, 생화학 반응을 일으키기 위해서는 물질이 없으면 안 된다는 생각이 그릇되었음을 밝힌 것입니다.

물질이 서로 물리적으로 접촉해 정보를 얻고 있다는 생체 반응이라는 것은 생물학자들이 만들어낸 환상에 지나지 않습니다. 사실은, 물(액체)을 개입시켜 전달되는 물질이 가지는 진동파(정보)를 다른 물질(수용체)이 수신(물론 수신하는 쪽도 물을 개입시켜 진동을 보냄)하고 있는 것입니다.

그러니까 물질이 없어도, 그 물질이 가지는 진동파를 체액에 던질 수 있으면 똑같이 반응합니다.

따라서 벵베니스트 박사의 실험 결과는, '물에 물질 정보를 기억시킬 수 있다'라는 사실을 증명하는 것입니다. 동시에, 치료에 초희석수를 쓰는 동종요법에 과학적 근거를 주는 것이라고 할 수 있습니다.

뱅베니스트 박사의 최근 연구 결과에 따르면, 10^{18}, 10^{21}, 10^{27}와 희석의 정도에 따라 단계적으로 효과의 최고값이 나타납니다. 반대로 10^{24} 희석과 같이, 전혀 반응하지 않는 희석 배율도 있습니다.

이것은 동종요법에서 쓰고 있는 효과적인 포텐시와 관계가 있고, 동시에 동종요법의 프랙탈 이론과도 관련이 있습니다.

마녀재판을 방불케 했던 그때의 논문 발표 상황은 많이 달라져, 10년이 지난 지금은 세계의 권위 있는 연구소나 과학자들이 뱅베니스트 박사의 연구 결과를 지지하고 있습니다.

또 최근 연구에서는 진탕을 함으로써 물의 응집 영역(물 속에 물로 만들어진 진주와 같은 것)이 증식한다고 알려져 있습니다. 그리고 그 응집 영역으로부터 나오는 고유의 진동 패턴이 정보가 되고 있을 가능성이 있습니다.

급성병과 만성병

근대 서양의학에서는 다양한 증상에 각양각색의 이름을 붙이고 병으로 분류하지만, 동종요법에서 병은 2종류밖에 없습니다. 바로 '급성'과 '만성'입니다.

급성병이란, 말 그대로 급성 증상을 일으켜 생명에까지 영향을 미치는 병입니다. 그러나 급성 증상은, 생명을 지키려는 자기 치유력이 활동을 하는 결과라고 생각할 수 있습니다. 그것이 반대로 급성병을 치료하기 쉬운 이유가 됩니다. 급성병의 적절한 대처는 증상을 억누르는 것이 아니고, 동종의 약으로 치유에 방해가 되는 것을 없애고, 생명을 지키기 위해 활동하는 생명력의 흐름을 이용해서 부드럽게 증상을 내보내는 데 있습니다.

급성 증상을 억누르면 생명을 지키기 위한 생명력의 활동을 멈추게 만들고, 그렇게 되면 급성 증상의 원인(병)을 내부에 그대로 둔 채, 생명력이 균형을 잡아 쓸데 없는 구속을 만듭니다. 이렇게 해서 생명력은 복잡해지고, 몸과 마음도 복잡해져 만성병으로 진행됩니다.

'만성'의 병은 '급성'의 병에 적절하게 대처하지 않아 병을 가진 채 적응해 버린 모습입니다. 특히 증상을 약이나 수술로 억압했을 때 그렇게 됩니다. 생명력은 복잡해지고, 병은 마음은 물론 세포 안으로 깊숙이 들어가 버립니다. 이러한 만성병은 패혈증, 혈우병 등 여러 항목으로 나뉘어 이름이 붙어 있지만, 모두 피가 탁해져서 독이 되고, 그 결과 몸이 아픈 것이기 때문에 '독혈증'이라고 부르는 게 어울릴 것입니다.

'독혈증'이 계속 진행되면 암이나 에이즈, 교원병collagen disease(각 장기와 신체의 세포를 이어주는 결합조직에 생기는 질환을 총칭. 자가면역질환—옮긴이), 류마티즘과 같은 자기면역질환에 걸리게 됩니다.

동종요법에서 바라보는 증상의 본질은 저항하는 것이기 때문에 그 저항을 없애면 증상도 사라진다고 생각합니다. 병과 같은 패턴을 들여보내 알아차리게 하고, 저항을 없애 자연에 맡기면 증상이 부드럽게 지나간다는 것입니다.

병원체가 무엇이고, 병의 이름이 무엇인지 동종요법에서는 반드시 알 필요가 없습니다. 동종요법에서 필요한 것은 환자의 몸과 마음에 어떤 증상이 있는지 아는 것이며, 그 증상에 알맞은 동종요법 약을 처방할 뿐입니다. 본질은 병원체에 있는 것이 아니라, 환자의 생명력이 막혀 있는 데(병) 있기 때문입니다. 병원체는 병을 증상으로 드러내는 매개체에 지나지 않습니다. 동종요법치료자는 그렇게 드러난 증상으로부터 병을 찾고, 동종의 약으로 막혀 있는 생명력의 흐름(병)을 해방시키는 것입니다.

근본레메디와 근본체질

근본레메디는 어린이의 근본체질에 들어맞는 레메디를 말합니다. 근본체질은, 기본 특성(체형, 피부색, 머리카락이나 눈의 빛깔 등)이나 성격, 음식에 대한 욕구나 혐오, 기온이나 기후에 관련되어 나타납니다. 어린이의 근본체질을 알고 있으면 많은 증상에 근본레메디로 대응할 수 있습니다. 근본체질은 체형과도 밀접한 관련이 있기 때문에, 겉모습이나 출생 체중으로부터 근본레메디를 찾을 수도 있습니다. 대표적인 것은 아래와 같습니다.

Calc-carb 포동포동하게 살이 찌고, 땀내가 난다
Sulphur 덩치가 있고 지저분해 보인다
Silica 작고 허약하다
Phosphorus 늘씬하고 반짝거린다

생명력이 강한 어린이는 이 근본레메디만으로도 많은 증상에 대응할 수 있습니다. 그러나 대부분의 어른들은 근본체질이 부자연스러운 감정이나 마음의 층으로 덮여 있거나, 오랫동안 부자연스러운 환경 때문에 몸의 기능이 약해져서 근본레메디만으로는 병을 밀어낼 수 없는 경우가 많습니다.

처음에 적절한 레메디로 대응하는 게 중요합니다. 지금은 환경이 점점 나빠지고, 약이나 예방접종의 해(害) 때문에 어린이도 생명력이 약해져 근본레메디만으로는 병을 밀어낼 수 없는 경우가 있습니다. 이럴 때 처음부터 적절한 레메디로 대응해야 합니다.

근본레메디와 근본체질의 예

■ Calc-carb (굴 껍데기)

출생 체중: 3.5kg 이상

체형: 포동포동하게 살이 쪘다 / 땀을 많이 흘린다 / 시큼한 냄새가 난다

기후 등: 추위에 민감

성격: 자기 스타일을 좋아한다 / 꼼꼼하고 신중하다 / 안정을 좋아한다
성실하다 / 무서움과 부끄러움을 많이 탄다

부정적 영향: 압력 / 재촉하는 것 / 남이 간섭

반동적 감정: 짜증이나 고집이 있다

좋아하는 음식: 전분 / 계란 반숙도 매우 좋아함

싫어하는 음식: 고기 / 우유

■ Sulphur (유황)

체형: 떡 벌어진 몸 / 앞으로 굽혀 걷는다 / 황색에 가까운 까칠한 피부

성격: 자신 과잉 / 리더쉽이 강하고 외교적이어서 떠들썩하다 / 호기심이 왕성하지
만 자기중심적이어서 흥미가 없는 것에는 돌아 보지도 않는다 / 섬세함이
부족하고 칠칠치 못하다 / 게으름뱅이 / 무서워하는 것은 거의 없지만, 높은
곳을 싫어함

특징: 추위를 안 탄다 / 잘 때 발이 뜨거워져서 이불 밖으로 내놓고 잔다 /
오전 11시 경에 기운이 없어진다 / 자주 목이 마르다고 한다

좋아하는 음식: 달콤한 것이나 맛이 강한 음식

싫어하는 일: 목욕

■ Silica (수정)

출생 체중: 2.3kg 미만의 미숙아, 태어날 때 문제가 있었던 어린이

체형: 머리만 크고 손이나 발은 말랐다 (유리 같다)

성격: 소심하고 겁이 많다 / 힘 쓰는 것을 싫어한다 / 화를 잘 내고, 낯가림

좋아하는 일: 뜨거운 목욕 / 따뜻한 음료를 마신다

싫어하는 물건: 끝이 뾰족한 것 / 기름끼가 많은 것 / 소화하기 어려운 것

※모유마저 전부 토해버릴 수 있다

■ Phosphorus (인(燐))

출생 체중: 보통이거나 조금 크다

체형: 늘씬하다 / 건강한 피부 / 긴 속눈썹

성격: 호기심이 많다 / 농담을 좋아한다 / 마음이 따뜻하고, 배려가 많아 동료를
사랑하고 동료에게서도 사랑받는다 / 상상력 풍부

부정적 영향: 남의 무관심 / 고독 / 다른 사람과의 경계선이 없다

반동적 감정: 신경질 / 과민증

좋아하는 음식: 찬 음료 / 향신료가 들어간 것이나 짠 것 / 아이스크림

싫어하는 음식: 따뜻한 음식

마이아즘^{miasm}

동종요법에는 마이아즘이라는 독특한 사상이 있습니다. 마이아즘은 병을 만들어내는 토양이고, 모든 병은 여기서 싹이 튼다는 것입니다. 마이아즘은 여러 중병 때문에 선조로부터 유전자가 변형되어 내려온 것이고, 특정한 병에 걸리기 쉬운 경향이나 정신적인 경향을 지배합니다. 동종요법으로 희귀병이나 난치병을 치유하는 확률이 높은 이유는, 바로 이 마이아즘에 접근할 수 있기 때문입니다.

마이아즘은 병과 갈등, 고통, 절망을 이기지 못해 자기 일부로 남은 기억이고, 이 기억은 세포에 스며들어 자손에게 전해집니다. 기억은 전해 내려가는 것이고 이것이 유전의 뿌리가 됩니다. 기억이라는 틀에 에너지가 잡혀 현상으로 드러납니다. 유전자도 분자 수준으로 보존되어 기억을 현상화합니다.

마이아즘의 원 뿌리인 개선마이아즘은 죽음의 공포(미래에 대한 불안), 생존에 대한 집착을 넘지 못하고 그것이 자신의 일부가 되어 버린 것입니다. 마이아즘을 꺼내기 위해서는 생명력의 전체 구조를 다시 만들어야 하는데, 구조의 변화에 따라 혼돈을 겪어야 합니다. 마이아즘을 내보내게 되면 우리의 마음을 반영한 현실에서 혼돈이 일어나고, 이제까지의 가치관이 모두 무너지는 것을 경험해야 합니다. 마이아즘은 흔들리지 않는 신념 속에 숨어 있기 때문에, 마이아즘을 내보내면 상식은 비상식이 될 수밖에 없습니다. 그리고 개선마이아즘이 죽음의 공포를 넘기 위해서는 동종의 원리를 기초로 해서 죽음에 대한 공포를 끌어내는 현실이 필요합니다.

우리가 마이아즘을 가지고 있는 한, 몸은 병에 대한 고통의 기억이나 절망적인 감정의 기억, 도피했던 기억을 가지고 있고 무언가가 그 기억을 끌어 당기면 잠자고 있던 병의 싹이 나옵니다.

　마이아즘에는 개선마이아즘 외에 임병마이아즘, 매독마이아즘, 결핵마이아즘, 암마이아즘이 있습니다. 임병마이아즘은 물욕과 육욕이 많고 돈만 생각하는 미국 문화나 전후 일본 경제성장의 토대가 되었습니다. 매독마이아즘은 자신과 다른 사람을 파괴하는 마이아즘입니다. 유럽이 타락하고 쇠퇴하게 된 바탕에는 이 매독마이아즘이 있습니다. 매독마이아즘의 사람은 천재 아니면 바보, 의심과 질투심이 많고 사람과 어울리는 것을 싫어합니다. 결핵마이아즘은 늘 새로운 것을 추구합니다. 아름다운 것을 좋아하고, 자주 우울하며 순간적입니다. 일본 사람들처럼 미의식이 강한 나라의 마이아즘입니다. 암마이아즘은 감정을 억누르고 다른 사람 앞에서 울지 못합니다. 책임감이 강하고 늘 자신을 공격합니다. 감정이나 자신이 정말 하고 싶은 것을 억누르면 그 에너지는 암을 만들 수밖에 없습니다.

　위에서 말한 다섯 가지 마이아즘에 더해 지금은 제6마이아즘인 약제와 예방접종의 의원병(醫原病)마이아즘이 만들어지고 있습니다. 이 때문에 태어나면서부터 알레르기나 심한 만성병을 가지고 있는 아이가 늘고 있습니다. 제가 제일 두려워하는 것이 바로 이 약제와 예방접종 마이아즘입니다. 이는 현대인의 치유력을 계속 침범하기 때문입니다.

과학적 근거 ②

《마음과 몸을 고치는 동종요법》 유이 토라코 지음 / 호메오파시출판에서 인용

의식의 주파수를 넘은 현실

원인과 증상이, 또는 마음과 물질이 프랙털적인 조응(照應) 관계에 있고 사람에게 나타나는 병과 같은 것이 동식물이나 광물 그리고 병원체의 마음 속에 있다고 생각해 그 마음과 같은 진동 패턴을 끌어낼 수 있는 과학기술이 바로 희석진탕법(역동화)이 아닐까 생각합니다.

우리는 '광속은 절대적이다'라고 배웠습니다. 그러나 우리가 의식의 주파수를 넘어서는 현실을 인식하지 못한다는 이유로 우리의 인식의 한계가 빛으로 구현되고 있을 뿐이라고 생각하는 게 더 합리적이지 않을까요? 즉, 우리의 의식의 속도를 넘어서는 빠른 에너지를 관측할 수 없고, 모든 현실, 혹은 모든 세계에는 그 현실과의 벽, 인식세계의 상징으로 빛이 존재한다고 말할 수 있지 않을까요.

빛은 질량을 가지고 있지 않지만 그것은 우리의 의식의 주파수에서 관찰된 빛의 양을 의미하기 때문이죠. 즉, 우리의 의식의 회전속도와 같은 빛은 질량으로 관측되지는 않을 것입니다. 빛이 질량으로 전환하는 것은 빛이 어떤 장소에 잡혀 회전에너지로 전환되어서이고, 게다가 질량이라는 것은 우리가 관찰하는 시간에서 빛의 밀도라고 생각하면 될 것입니다.

결국 장소라는 것은 에너지의 운전 방향을 결정하는 의식의 운동이고, 그 의식의 운동 패턴 중심에 존재합니다. 우주에 존재하는 모든 것의 중심에는 자기라는

의식이 있고, 그 자기에 따라서 현실화한다고 생각합니다. 즉, 질량은 위치량이고 자기량이며 의식량의 반영이라고 할 수 있습니다.

희석과 진탕 – 두 가지 공정

아인슈타인은 아주 작은 세계에서는 위치와 운동량을 동시에 알 수 없고, 확률적으로밖에 알지 못한다고 하는 양자론에 분노를 느껴 '신은 주사위 놀이를 하지 않는다'고 말했는데 그가 옳을 지도 모릅니다. 우리들 자체의 관찰참조파로서의 의식의 주파수가 증대하면, 거기에는 역시 법칙이 있어, 전자를 취할 수 있는 유일한 길을 통해서 현상화하고 있을 거라고 생각하기 때문이다. 미소한 세계를 확률적으로 정해져 있는 것이 아니라, 저희들의 관찰력이 미치지 않은 곳에서는, 확률적으로 밖에 알 수 없다고 생각하는 것이 자연스럽다고 생각한다. 고희석 배율의 레메디는 우리의 인식 한계를 넘은 전자보다 더 작고, 더 높은 주파수의 진동 패턴으로 작용한다고 생각합니다.

동종요법 레메디 가운데 태양의 빛에서 만든 솔^{sol}이라는 것이 있습니다. 이것은 태양빛을 특수한 방법으로 모은 물을 희석·진탕해서 만든 것입니다. 빛도 희석·진탕해서 쓰는 것입니다. 이 레메디는 자외선에 의한 피부암이나 화상에 좋고, 몸과 마음을 정화시켜 줍니다.

동종요법 레메디는 희석 수준이 높으면 높을수록 몸으로부터 마음, 정신 그리고 잠재의식이나 영혼에 작용합니다. 그러한 작용을 하기 위해서는 희석할 뿐만 아니라, 희석한 물을 진탕해야 합니다. 동종요법 레메디는 희석과 진탕이라는 두 가지 과정의 반복으로 만들어집니다. 그 반복의 수준을 포텐시라 하고, 효과적인 포텐시는 경험으로 확립되어 있습니다.

물질은 보통 원자 이상 분해되지 않지만, 높은 에너지를 가하면 원자보다 작은 소립자로 분해됩니다. 그 소립자는 상자 모양의 아주 작은 입자 회전체들로 구성

되어 있습니다. 그러나 단순히 희석만 한 것은 원자 이상으로 분해할 수 없습니다. 그래서 한계 희석을 무시하고, 물질이 존재하지 않는 수용액을 계속 희석하는 것이 무슨 의미가 있느냐라는 당연한 질문이 나오는 것입니다.

동종요법의 희석·진탕 과정은 물질적 과정이 아니라, 물질이 가지고 있는 고유의 진동패턴을 물에 전사하여 그 패턴을 희석하는 과정이라고 할 수 있습니다.

물은 0~60도까지는 완전한 액체가 아닌 액정 상태여서 패턴을 흡수하는 성질을 갖고 있습니다. 그것은 물질이 지닌 고유의 진동패턴이 액정 소자로 물의 분자에 전자기 형태로 고정되어 있음을 의미하고, 그렇게 일단 형성된 패턴은 물질이 없어져도 유지된다고 알려져 있습니다.

또한 원자가 더 이상 분해되지 않아도 양자레벨에서는 모두 파동이 있고, 한번 상호작용이 일어나면 그 영향을 없애기란 엄밀히 말해 불가능합니다. 그래서 솔Sol이나 달빛Luna, 혹은 X선이라는 동종요법의 레메디가 존재하는 것입니다.

물에 기억된 정보가 마음과 영혼에

한번 물에 기억된 정보는 자기보존과 자기증식을 합니다. 자기보존을 하는 이유는 물론 에너지가 안정된 상태에 있기 때문이겠지만, 안정 상태는 자유에너지를 방출하고 형태에 붙잡히기 때문에 가능한 것입니다. 그렇게 제공되는 주형으로서의 형태야말로 안정 상태가 존재하는 이유가 아닌가 생각합니다.

주형은 비에너지적인 무차원의 정보, 기억이며 형태를 만드는 주형으로서 의식의 운동 패턴이라고 생각하고 있습니다. 자유에너지를 내보냄으로써 얻게 되는 안정된 장소가, 반대로 형태를 유지하는 힘이 된다고 생각하는 것입니다. 의식의 세계는 굉장히 세밀해서—큰 소리를 내며 흐르고 있는데도 불구하고—아무런 파동이 없는 것처럼 보이지만, 모든 것의 그림자로 영향력을 미치고 있는 것이라고 표현하면 좋을까요?

1958년 런던대학의 펜 로즈 교수는, 기계적으로 격렬하게 움직이는 것만으로 나무블록과 같은 무생물에서도 자신과 같은 물건(블록이 2개 결합한 것)을 복제해 자기증식할 수 있다는 획기적인 사실을 증명했습니다. 물에 흡수된 패턴도 흔드는 것으로 그 패턴이 증식되고, 동시에 패턴의 공명 및 패턴의 미세화가 일어나는 것이 아닐까 생각합니다. 그것은 소리의 배음 발생 구조와 서로 통할 지도 모릅니다. 어느 쪽이든 이렇게 진탕할 때마다 하나의 물방울에 포함되는 정보 패턴은 프랙탈 이론적으로 보다 미세한 패턴으로 구성됨과 동시에 그것을 희석·진탕함으로써 패턴은 보다 순수해지고 미세해진다고 생각합니다. 그리고 포텐시가 높을수록 주파수도 높아져 마음의 깊은 잠재의식으로까지 작용할 수 있는 것입니다. 하네만은 동종요법 레메디의 영혼화라는 생각까지 했습니다.

하지만 이것들은 모두 사실로부터 추측한 가설에 지나지 않습니다. 단, 동종요법 레메디가 갖는 패턴은 특수한 기술로 얼려 현미경으로 관찰할 수 있습니다. 저도 실제 넬슨 박사의 연구소에서 6X, 12X, 100X의 각 포텐시 패턴을 눈으로 보았던 적이 있습니다. 포텐시가 높아짐에 따라 분명히 동종요법 레메디 고유의 패턴 수가 커지고 여러 개의 작은 방사형이 늘어나는 것은 사실이었습니다.

물질이 초미립자의 단계적인 패턴 편입으로 생겼다고 한다면, 동종요법의 희석과 진탕 과정은 완전히 반대입니다. 즉, 분자가 가지는 운동 패턴으로부터 그 분자에 상당하는 마음이나 영혼이라고 하는 초미립자의 운동 패턴으로 변환한다고 볼 수 있습니다. 물질은 에너지, 즉 내용이 있는(내부에 입자를 가진다) 운동체이지만, 동종요법 레메디는 내용이 없는(내부에 아무 것도 가지지 않는다) 정보체로, 희석과 진탕 과정에서 서서히 유사 물질화하고 있는 과정이라고 할 수 있습니다.

2장

동종요법 사용법

동종요법은 어떤 증상에 적용합니까?

동종요법은 임산부나 아기, 동물이나 식물, 사고나 부상, 일상에서 나타나는 급성 증상, 서양의학으로 고칠 수 없는 만성병, 정신의 문제 등 적용 범위가 큰 게 특징입니다. 적절한 레메디를 선택할 수만 있으면 어떤 문제든지 보완할 수 있는 가능성이 있습니다.

동종요법의 적용 범위가 큰 이유는 첫째, 동종요법 레메디는 원물질이 없어질 정도로 연하게 희석되어 부작용 없이 안전하기 때문입니다. 두 번째로 동종요법 레메디는 육체뿐만 아니라, 감정이나 마음 등의 정묘한 에너지체에도 작용해 자연치유력을 자극해 주는 역할을 하기 때문입니다.

그러나 만성적인 증상은 오랫동안 생명력이 부자연스러운 채로 균형을 맞추고 있기 때문에 자연치유력이 발동하기 시작하고 치유하는 과정에서 부자연스러운 균형이 무너지면서 증상이 악화될 수 있습니다. 만성적으로 고여 있는 정신적인 문제가 치유로 향하는 경우에도 마찬가지입니다. 만성적인 증상에 대해서는 동종요법치료자와 상담하기를 바랍니다.

레메디는 얼마나 보존할 수 있습니까?

보관 상태가 좋으면 반영구적으로 보존됩니다. 각각의 레메디에는 그 물질이 지닌 특유의 정보(모양)가 있습니다. 이 정보가 설탕알 속에 들어 있고, 하네만이 실제로 사용했던 200년 전의 레메디는 지금도 충분이 효과가 있다고 합니다.

멘톨, 유칼립투스, 티트리오일 등 향이 강하게 나는 곳에는 레메디를 두지 않는 게 좋습니다.

다만, 다음 아래 사항을 주의해 보관해주세요.

−기온

영하로 떨어지거나 60도 이상이 되면 레메디가 가지고 있는 정보는 사라진다고 알려져 있습니다. 되도록 0~40도의 어두운 곳에 보관해주세요.(냉장고에는 보관하지 마세요.) 제 경험으로는 뜨거운 차에 레메디를 넣어 마셔도 효과가 없어지지 않는 경우가 있지만, 레메디를 녹여서 마실 때는 미지근한 물이 좋습니다. 또 온도가 높은 한여름에 차 안에 레메디를 계속 두면 좋지 않습니다.

−전자파

전자파가 레메디에 영향을 줄 수 있다고 생각합니다. 하지만 저의 경험상 그렇게 신경 쓸 필요는 없습니다. 다만 직사광선은 피해주세요. 또 강한 전자파가 나오는 곳(냉장고나 텔레비전, PC, 휴대전화 등)에는 되도록 두지 않는 것이 좋습니다. X선을 쐬어야 할 때에는 알루미늄 같은 것으로 싸는 게 좋습니다.

－향

강한 향은 레메디에 영향을 준다고 합니다. 레메디를 꺼낼 때는 강한 향이 나는 향수나 기름 같은 것이 없는 곳에서 해주세요. 보관도 향이 강하지 않은 곳에 해주세요. 특히 티트리, 페파민트, 유칼립투스류는 레메디에 영향을 줄 수 있습니다.

레메디를 복용할 때는 본인 외에는 레메디를 만지지 말라고 지도합니다. 레메디에는 파동 에너지가 들어 있기 때문입니다. 그러나 아기나 동물에게 줄 때처럼 어쩔 수 없는 상황에서는 신경 쓰지 말고 재빨리 꺼내 주세요. 시간 여유가 있을 때에는 레메디를 병 뚜껑에 놓고 상대방 입에 넣어 주거나 물에 타주면 됩니다.

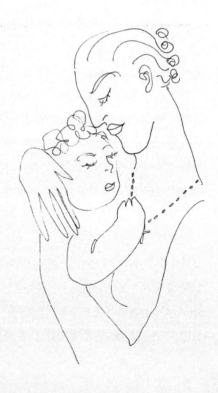

레메디는 어떻게 먹습니까?

레메디를 혀에 올려놓고 녹기를 기다리면 됩니다.

보통은 레메디를 먹기 20분 앞뒤로는 아무 것도 먹지 말라고 합니다. 하지만 뭘 먹는다고 해서 레메디 효과가 없는 것은 아닙니다. 다만, 커피나 향이 강한 것(민트가 들어간 치약 등)은 레메디에 영향을 주기 때문에 레메디 복용 20분 앞뒤로는 피하는 게 좋습니다. 또 레메디를 먹는 기간에는 되도록 자극물을 피하는 게 현명합니다. 그런 자극물들은 레메디의 효과를 떨어뜨릴 수 있기 때문입니다.

음식물 섭취 20분 앞뒤로 레메디를 먹으면 안 됩니까?

　앞에 말했듯이, 보통 음식물 섭취 20분 앞뒤로는 레메디를 먹지 말라고 하지만 응급 상황일 때에는 신경 쓸 필요가 없습니다. 긴급하게 레메디가 필요할 때는 음식물 섭취 20분이 지나지 않았어도 먹으면 됩니다. 레메디는 일반 약처럼 위장에서 소화되는 것이 아니고, 화학물질로 신체를 조절하는 것도 아닙니다. 때와 경우에 따라 유연하게 대응해주세요. 동종요법대학에서는 레메디의 에너지가 1초에 1m 50cm를 달린다고 배웠습니다.

커피를 마시면 레메디의 효과가 없어집니까?

예를 들어, Chamomilla(캐모미라: 캐모마일에서 만든 레메디)와 커피는 궁합이 좋지 않다고 알려져 있습니다.

커피가 레메디에 주는 영향에 대해서는 여러 의견이 있습니다. 제 경험으로 말하면, 커피가 반드시 레메디에 영향을 주는 것은 아닙니다. 사람의 체질에 따라서 다르고 레메디와의 궁합도 고려해야 합니다.

기본적으로 레메디를 먹는 동안(레메디의 영향이 지속되는 기간)에는 커피를 피하는 게 좋습니다. 하지만 커피를 먹는 것이 습관인 사람은 커피를 참는 것이 스트레스가 되어 오히려 몸 상태를 나쁘게 할 수 있기 때문에 무리하게 커피를 끊으라고 하지는 않습니다.

다만, 동종요법에서는 커피나 민트, 담배 중독을 고쳐야 할 증상으로 봅니다. 이런 자극물을 습관적으로 섭취하는 것은 몸에 그다지 좋지 않기 때문입니다. 덧붙여, 이러한 자극물 중독에는 Nux-vomica를 씁니다.

레메디는 언제 먹는 게 좋습니까?

급성일 때가 아니라면, 일반적으로 자기 전에 먹으라고 합니다. 그러나 꼭 자기 전에만 먹어야 하지는 않습니다. 레메디를 먹으면 잠이 올 수 있기 때문에 운전하기 전에는 피하는 것이 좋습니다. 만약, 어떤 시간이 되면 증상이 나빠진다거나 할 때에는 그 시간대에 레메디를 먹는 것이 좋기는 하지만 크게 신경 쓸 필요는 없습니다.

–사고나 부상을 입었을 때는 빠를수록 좋습니다.
예) 머리를 강하게 부딪쳤을 때 → 바로 Arnica
　　관절을 삐었을 때 → 바로 Ruta

–급성 증상에도 가급적 빨리 레메디를 먹는 게 좋습니다. 그 뒤에 다시 먹어야 할 때에는 적당한 간격(예: 1, 4, 6, 12시간마다, 매일 등)을 두고 먹습니다.
예) 감기가 올 것 같은 느낌일 때 → 바로 Aconite
　　아이 귀에서 농이 나와 아프다고 할 때 → 바로 Pulsatilla
　　　　　　　　　　　　　　　　　　　　　　몇 시간 뒤 또 한 알

–만성 증상일 때에는 서두를 필요가 없습니다. 시간대를 정해서 반복해 먹는 게 좋습니다.
예) 만성 축농증일 때 → 자기 전에 Kali-bich 한 알씩 1주일 반복

30C는 어느 정도의 강도입니까?

포텐시는 희석·진탕의 정도를 말하지만, 자극의 강도나 깊이라고 생각해도 됩니다. 병의 깊이는 여러 가지이기 때문에 그 깊이에 맞게 포텐시를 씁니다.

보통, 영국에서 가정용으로 사용하는 포텐시는 6~30C입니다. 30C의 포텐시는 10^{60} 희석인데, 10^{24} 희석 단계에서 확률적으로는 원물질이 한 분자도 존재하지 않는다고 합니다. 그러므로 30C는 물질이 전혀 들어 있지 않다고 말할 수 있습니다.

포텐시가 낮을수록 물질적, 현재적인 부분에 영향을 강하게 주고, 높을수록 비물질적, 잠재적인 부분에 강한 영향을 줍니다.

30C라는 포텐시는 낮은 포텐시(6C 이하)와 높은 포텐시(200C 이상) 사이입니다. 낮은 것도 아니고 높은 것도 아닌 포텐시어서 육체의 생명력과 감정이나 마음의 생명력 양쪽에 영향을 주기 때문에 적용범위가 넓은 포텐시입니다.

레메디를 한 번에 두 알 먹으면 어떻게 됩니까?

레메디는 약과 달라서, 두 알 먹는다고 효과도 두 배가 되지는 않습니다. 한 번에 몇 알을 먹어도 한 차례의 자극이라 생각하기 때문에, 아이가 실수로 한 병을 한 번에 다 먹어도 특별히 문제는 없습니다.

레메디는 자연치유력을 발동시키기 위한 스위치이기 때문에, 한 번에 한 알을 먹거나 두 알을 먹거나 스위치를 켜는 데에는 차이가 없습니다. 전기 스위치를 누를 때 세게 힘을 주는 게 아무 의미가 없는 것과 같습니다. 다만, 레메디가 양귀비 씨앗처럼 너무 작아서 한 알로는 부족할 때 몇 알을 먹을 필요가 있습니다.

한편, 연속해서 먹는 것은 자극을 반복하기 때문에 주의해주세요. 전기 스위치에 전류가 흐르는 회로를 생각할 때, 스위치를 켰다 껐다 반복하면 전류가 두 번 흐르듯이 레메디도 마찬가지입니다. 중요한 것은 한 번에 먹는 양보다, 반복 횟수입니다.

반복해서 먹을 때 횟수는 얼마가 적당합니까?

반복하는 횟수는 증상이나 사람에 따라서 다릅니다. 또 사용하는 포텐시에 따라서도 다릅니다. 기본적으로 레메디 하나를 먹고 증상이 나아지면 더 이상 먹을 필요는 없습니다.

만성 증상일 때에는 어느 정도 반복해서 먹는 것이 보통입니다. 왜냐하면 반복해서 생명력에 자극을 주지 않으면 생명력이 활성화하지 않는 게 현대인의 특징이기 때문입니다.

레메디는 자연치유력을 발동시키는 스위치라고 말했지만, 스위치를 오랫동안 사용하지 않으면 접촉이 잘 되지 않아 몇 번 반복해야 불이 들어오는 것처럼, 레메디를 반복해서 먹으면서 생명력을 자극해야 움직이기 시작하는 것입니다.

프랙티컬(pratical) 동종요법에서는 만성 증상에 대해서는 의도적으로 낮은 포텐시를 오래 사용할 때가 있습니다. 이것은 급격한 변화를 받아들이지 못하는 현대인의 약점으로, 복잡한 증상이 있을 때 쓰는 방법입니다. 반대로 높은 포텐시의 레메디를 쓸 때에는 반복을 많이 하지 않는 것이 보통입니다.

동종요법은 한 종류의 레메디를 한 번만 먹고 반복하지 않는 게 원칙입니다. 아이들이나 동물의 경우 한 번만으로 좋아지기도 하지만, 몸과 마음이 복잡한 현대인들에게 이 방법은 적절하지 않습니다.

특히 급성일 때에는 증상에 변화가 없으면 여러 레메디를 바꿔 먹으면서 상태를 볼 필요가 있습니다.

아래에 레메디(30C)를 반복해서 먹는 기준을 말하지만, 이것은 어디까지나 참고

할 얘이기 때문에 증상의 변화나 상황에 맞게 대응해주세요.

– 갑작스런 급성 증상

예) 큰 부상을 입어 피가 많이 흐른다. 구급차를 기다리고 있는 상황

  → 1~5분마다 반복(Arnica 등)

  갑자기 배가 아파 설사나 구토를 한다

  → 10~30분마다 진정이 될 때까지 반복(Ars-alb 등)

  귀가 아프다며 울고불고 하는 아이

  → 30분~1시간마다 진정이 될 때까지 반복(Pulsatilla, Chamomilla,

   Hepar-sulpher 등) 귀의 염증이 나을 때까지 하루에 2번 정도 먹는한다.

–보통의 급성 증상

 하루에 2~3차례, 3일 정도 반복(그 전에 증상이 나아지면 멈춘다)

–만성 증상

 하루에 한 알씩, 5~10일 동안 반복

 만성 증상을 치료하다 보면 비슷한 증상이 더 나쁘게 나올 수 있기 때문에 그 증상을 돌봐야 합니다. 급성 증상이 나오거나, 증상이 달라지면 그 증상에 맞는 레메디로 대처해야 합니다.

여러 종류의 레메디를 같이 먹어도 됩니까?

고전동종요법에서는 기본적으로 한 종류의 레메디를 먹고 기다립니다.

하지만 레메디가 적절하지 않으면 환자는 고통스러울 수 있습니다. 그래서 급성 증상이면 같은 레메디를 2~3번 먹으면서 상태를 보고, 나아지지 않으면 레메디 종류를 바꿀 필요가 있습니다.

증상에 적절한 몇 가지 레메디가 있으면 2종류 정도를 정해 교대로 반복해 먹어도 됩니다. 여러 방향에서 생명력을 자극하는 실용동종요법은 복잡한 현대인에게 필요하다고 생각합니다.

동시에 2종류의 레메디를 먹어도 된다는 것인가요?

고전동종요법에서는 한 종류의 레메디를 먹고 기다리는 것이 원칙이고, 동시에 2종류의 레메디를 먹는 것은 아니라고 했습니다. 동시에 여러 레메디를 먹으면 레메디가 서로 영향을 주고받을 수 있기 때문입니다. 어느 정도 시간을 두면 되는지는 상황과 레메디에 따라서 다릅니다. 생명을 좌우하는 긴급 상황에서는 1분도 안 되어 다른 레메디를 먹어야 할 경우도 있습니다.

여러 레메디를 동시에 먹지 않는다고 이야기했지만, 영국의 실용동종요법에서는 여러 레메디의 상승·상보 효과를 위해 같이 먹기도 합니다.

병의 원인이 복잡하게 얽혀 있는 현대인에게는 하나의 레메디로 전체상을 맞추기가 어렵습니다. 오히려 혼합해서 먹음으로써 장기나 조직의 생명력에 유효하게 작용한다고 알려져 있습니다.

영국의 실용동종요법에서도 다른 레메디를 동시에 먹지 않는 것을 기본으로 하고 있지만, 그 원칙을 무조건 따라야 하지는 않습니다. 실용동종요법은 하나의 방법론에 매여 있지 않습니다. 병을 계층으로 파악하고, 각 층에 맞는 포텐시와 레메디를 처방함으로 통합 대처하는 방법입니다.

실용동종요법은 무엇인가요?

실용동종요법은 아르헨티나의 동종요법치료자 아이시 아가[Eisayaga]가 만든 계층 방법을 말합니다. 하나의 병을 5가지의 계층(억압층, 질환층, 기본층, 근본층, 마이아즘층)으로 파악하고, 각 계층을 양파 까듯이 밖에 있는 문제(몸과 마음에서 드러난 문제)에 초점을 맞추어 해결해 가는 방법입니다. 억압층은 약이나 수술로 인한 억압, 혹은 약이나 수술 자체가 지닌 해로움을 말하는 계층입니다. 질환층은, 병리적인 질환 계층입니다. 장기나 조직이 변성하는 경우는 장기보조제(장기나 조직에 특이적으로 적합한 여러 종류의 레메디를 같이 한 것)를 같이 쓸 필요가 있습

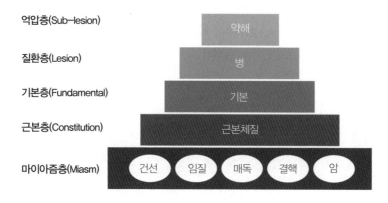

니다.

예를 들어, 아토피에 코티존(cortisone)을 썼을 때 질환의 억압과 부작용(부신이나 신장의 문제, 우울증 등)이 나타나는 억압층을 먼저 풀기 위해 코티존 해독부터

합니다. 그렇게 하면 억압되었던 몸 속의 독이 나오기 때문에 주된 레메디와 함께 장기를 보조하거나 배출을 돕는 레메디도 동시에 사용합니다. 그러면 기본층의 억압된 감정이나 급성 증상이 나오기도 합니다. 기본층에서 어머니와의 관계에 문제가 있으면 그것이 나오는데, 그것에 맞는 레메디를 주는 것입니다. 기본층의 껍질을 어느 정도 벗겨내면 그 사람의 중핵(근본체질)과 그것에 관련된 문제 해결, 마이아즘 치료까지 이룰 수 있습니다. 이렇듯 억압층, 질환층을 없애면 본래 증상이 나타납니다.

마음이나 감정의 문제로 생긴 병에는 중~고 포텐시, 잠재의식에 잠겨 있는 병은 매우 높은 포텐시를 사용하는 등 병을 입체적으로 보고 그것들의 상호관계를 찾으면서 가장 알맞은 레메디를 사용하는 접근법입니다. 그러므로 기존의 방법과 실용동종요법의 차이는 병을 어떻게 보고 접근하느냐에 따라 자연스럽게 생긴 것입니다. 제가 지향하는 실용적 접근은 앞에서 말한 계층 방법을 포함하고 어느 하나의 방법론만 고집하지 않습니다. 어느 하나의 방법만이 옳다고 할 수 없습니다. 중핵(근본체질)에서 접근하는 게 좋은 환자가 있는가 하면, 당장의 표면적인 문제에 대처하는 것이 좋은 환자도 있습니다. 처음부터 바른 방법이 정해져 있지 않습니다. 환자와 함께 방법을 찾아가야 합니다.

악화가 나타난다고 들었습니다

복잡하지 않은 급성 증상에 레메디를 쓰면 보통은 악화 없이 호전됩니다. 이것은 생명이 위급할 때에는 자연치유력이 강하게 발동하는 것과 관련이 있습니다.

또 아이나 동물들은 비교적 짧은 기간에 건강을 되찾을 수 있습니다. 그러나 만성일 때에는 일시적으로 악화가 나타날 수 있습니다.

레메디 자체가 나쁜 것은 아닙니다. 레메디가 몸과 정신에 나쁜 영향을 준다는 것도 아닙니다. 그러나 자연치유력이 발동하면 몸에 쌓인 것을 내보내기 시작합니다. 예를 들어, 콧물이나 땀 같은 분비물이 많아지거나 오줌량이 많아지거나 설사를 하거나 피부 발진이 나오는 등 사람에 따라서 각각 다른 방법으로 몸의 독을 내보냅니다. 또 오랫동안 마음에 묻어 놓았던 감정이 나와 울 수도 있습니다. 물론 반드시 이러한 악화가 나타나는 것은 아닙니다. 본래의 건강한 균형을 되잡으려고 이러한 변화가 나타날 수 있다는 것입니다.

특히, 과거에 증상을 억압했던 적이 있는 사람은 치유 과정에서 그 증상이 나타날 수 있습니다. 또 급성 증상이 만성으로 바뀐 사람은 치유 과정에서 급성 증상이 다시 나타날 수도 있습니다. 이런 경우에는 동종요법치료자와 상담을 해야 합니다.

자연치유력이 하는 일은 우리 몸을 원래의 모습으로 되돌리는 것입니다. 동종요법에서 말하는 치유의 방향성(다음 쪽 참조)을 이해하면 도움이 될 것입니다.

치유의 방향성이란?

치유의 방향성이라는 개념은 하네만의 제자인 헤딩그가 확립한 것으로, 5가지가 있습니다. 1~5의 방향을 따라 증상이 옮겨가는 경우, 자연치유력이 생명력의 정체를 풀고 독을 밀어내는 것입니다.

1. 위에서 아래로(증상이 손, 발의 맨 끝부분으로 옮겨가는 경우)
    예) 얼굴이나 목에 있던 아토피 증상이 손발로 옮겨갔다.
2. 속에서 밖으로(몸 속의 증상이 몸 밖의 증상으로 옮겨가는 경우)
    예) 신장 기능이 나빴는데 피부가 가려워지기 시작했다.
3. 마음에서 몸으로(마음의 증상이 몸의 증상으로 옮겨가는 경우)
    예) 정신분열증 때문에 감기에 안 걸렸었는데 걸렸다.
    　마음을 닫고 있던 사람이 마음을 열자, 피부에 발진이 난다
4. 중요한 기관에서 덜 중요한 기관으로(장기 등 중요한 기관의 증상이 덜 중요한 다른 기관의 증상으로 옮겨가는 경우)
    예) 간장의 통증은 없어졌지만 가래가 나온다.
5. 역순의 법칙(이전에 있었던 증상으로 되돌아가는 경우)
    예) 전에 항생제로 치료했던 방광염에 또 다시 걸렸다.
    　어렸을 때 타박상을 입었는데 그 통증이 되살아났다.

적절하지 않은 레메디를 먹으면 어떻게 됩니까?

사람의 마음을 움직이게 하는 것은 진실입니다. 기본적으로 자신에게 없는 것에는 마음이 움직이지 않습니다.

레메디에 따라서 자연치유력이 발동하는 것은 레메디의 패턴과 병의 패턴이 공명·증폭하기 때문입니다. 만약 레메디의 패턴과 병의 패턴이 다르면 공명이 안 되고 자연치유력도 발동하지 않습니다.

적합하지 않은 레메디를 먹으면, 레메디가 작용하는 부위가 없어서 아무 것도 일어나지 않습니다. 그냥 레메디의 파문만이 지나갑니다. 매우 민감한 사람 가운데는 레메디의 파문을 보여주는 경우도 있는데, 계속 먹지 않으면 지나가기만 합니다.

레메디는 원물질이 없을 정도로 희석되어 있기 때문에 안전하고 부작용도 없습니다. 아기나 임산부, 허약한 사람한테도 안심하고 사용할 수 있습니다.

레메디와 약을 겸용해도 괜찮을까요?

약을 먹는다고 레메디의 작용이 없어지는 것은 아닙니다. 물질적인 약과 비물질적인 레메디는 작용하는 곳이 다릅니다. 그러나 레메디로 인해 자연치유력이 발동하면서 생기는 증상을 약으로 억압하면 레메디의 작용을 없애게 됩니다.

레메디를 먹을 때는 기본적으로 다른 약을 먹지 않는 것이 좋지만, 그렇다고 약을 먹으면 안 된다는 것은 아닙니다. 상황에 따라 즉각적인 효과가 있는 약을 먹어야 할 때도 있기 때문입니다.

만성 증상으로 약을 오랫동안 먹어온 사람은 몸과 마음이 이미 그 약에 의존하거나 적응을 했기 때문에, 갑자기 약을 끊는 것은 좋지 않습니다. 그럴 경우 처음에는 약과 레메디를 겸용하는 것이 최선이라고 말할 수 있습니다. 서서히 자연치유력을 되찾아 약에 의존하지 않게 하는 것이 이상적입니다.

레메디를 먹으면 병원에 갈 필요는 없습니까?

큰 부상을 입거나 심장발작으로 생명이 위급한 상황이라면 구급차를 불러 병원에 가야할 것입니다. 그러나 구급차를 기다리는 동안 레메디를 먹으면 회복을 빠르게 할 수 있습니다.

예를 들어, 머리를 크게 부딪쳤을 때 바로 아르니카를 먹었느냐 안 먹었느냐는 후유증이나 회복에 큰 영향을 줍니다. 아르니카는 타박의 정신적·육체적 상처를 해방시키는 훌륭한 레메디입니다.

하지만 위기 상황에서는 레메디에만 의존하지 않습니다. 확실하게 적절한 레메디를 찾을 수 없을 때도 있기 때문입니다.

급성 증상도 레메디만으로 보증할 수 없습니다. 여러 레메디를 먹었지만 열이 안 내려가는 상황에서 "해열제를 먹지 마세요"라고 말할 수 없습니다. 레메디를 먹으면서 동시에 의사한테 진찰을 받아야 할지도 모릅니다.

그러나 처음부터 증상을 억제하는 약을 먹으면, 스스로 이겨내는 힘을 억누르게 되고 약에 더욱 의존하는 악순환이 생깁니다. 이 악순환을 끊기 위해 동종요법이 필요하다고 생각합니다. 인공적이고 부자연스러운 것을 많이 가지고 있는 시대이기 때문에 동종요법이 필요한 것입니다. 필요하면 병원에도 가야 하고 약도 먹어야 합니다. 그러나 그와 더불어 동종요법을 사용하면 안 된다는 이유는 어디에서도 찾을 수 없습니다.

마지막으로

동종요법에서는 진정한 건강을 되찾는 과정에서 과거에 해결되지 않았던 몸과 마음의 문제가 드러날 수 있기 때문에, 무엇보다 자기 자신에 대한 믿음이 중요합니다. 또한 자신이나 가족의 판단으로 전문가의 상담이 필요하다고 느끼면 그것을 막지 않습니다. 각자에게 맞는 속도로 동종요법을 지속하면서 원래 가지고 있는 자연치유력을 되찾을 수 있기를 바랍니다.

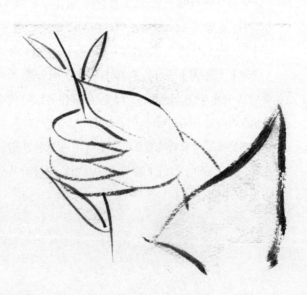

3장

약물학

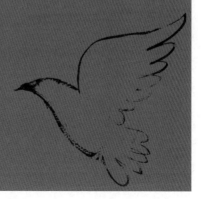

Aconite (Acon.)

아코니툼 네이펠러스 / 투구꽃 / 식물

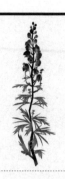

테마
공포스러웠던 경험을 이겨낸다

본질

　사고(상처가 있든 없든)의 충격, 패닉의 최고 레메디이고, 죽을 것이라고 확신해 죽을 시간까지 예언합니다. 모든 일에 신경질을 내고 민감하게 반응합니다. 특히 아픔에 약해집니다. 통증은 아래에서 올라오는 느낌이며 통증의 감각은 점점 커집니다.

　아이가 통증으로 떨고 있을 때는 Acon., 통증으로 화를 낼 때는 Cham. 통증으로 매달릴 때에는 Puls.를 씁니다.

　현대인은 스트레스가 많고, 말할 수 없는 공포를 겪으면서 겨우 살아가고 있습니다. 한번 공포를 경험하면 또 다시 같은 상황을 만날 때마다 기억의 스위치가 눌러져서 '이대로 죽는 게 아닐까?' 하며 두려워합니다.

　공포를 경험했을 때 빨리 Acon.로 처치하지 않으면, 공포가 마음 깊은 곳에까지 들어가 늘 불안과 공포 속에 있게 됩니다.

　특히 아이들은 처음 경험하는 일이 많기 때문에 공포심을 많이 느낍니다. Acon.을 빠른 시기에 복용하고 패닉증, 우울증, 불안증, 불면, 심장병 등 만성병의 원인이 되는 공포의 씨앗을 남기지 않는 게 중요합니다.

큰 특징
● 죽을 것 같은 공포

- 몸과 마음에 갑작스런 공포
- 패닉증
- 불안증
- 감기 초기증상, 열이 나기 시작할 때

특징
- 갑자기 공포심이 올라와서 불안해진다
- 꼭 죽을 것 같은 생각이 든다
- 지진, 사고, 부상으로 죽을 것 같은 경험을 한 사람
- 잠시도 가만히 있지 못한다
- 몸은 차갑고 혈액순환이 나쁨
- 찬물을 찾는다

장소
정신, 뇌, 신경(감각), 심장(순환계, 동맥), 오른쪽

악화
공포, 충격, 감정의 고조, 차갑고 건조한 기후, 심야, 환기가 안 된 따뜻한 공기

호전
바깥공기, 발한, 휴식

케이스
(45세 여성) 칸사이대지진 이후 밖에 못 나간다. 지진으로 다치지는 않았지만, 그때 자기는 죽었다고 생각하고 있다. 바닥이 비뚤어져 보여서 가끔 기어 다녀야 한

다. 기차나 비행기 등 흔들리는 것을 못 탄다. 동종요법 상담을 하러 가지도 못한다. 이렇게 있다가는 폐인이 될 것 같다고 한다. 심장이 두근거리다가 갑자기 멈추는 게 아닌가 생각한다.

이 분의 문제는 칸사이대지진 때의 공포가 시간이 지나도 급성으로 남아 있는 것입니다. 죽을 것 같다는 생각이 늘 드는, 매우 힘든 상태입니다.

Acon. 200c × 공포를 느낄 때마다

결과 가끔 밖에 나갈 수 있게 되고 기차를 타고 상담하러 왔다. 오른손에 Acon.을 쥐고 왔다.

Kali-ars(Acon.의 만성상태) 6C × 1병

결과 공포를 느끼는 횟수가 줄어들었다.

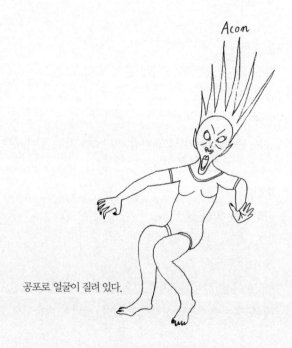

Acon

공포로 얼굴이 질려 있다.

A
B
C
D
F
G
H
I
K
L
M
N
P
R
S

Allium cepa(All-c.)

알리움 세파 / 양파 / 식물

큰 특징
- 꽃가루 알레르기
- 코감기
- 이전의 증세가 심해진다
- 귀의 통증과 목이 쉰다
- 배앓이
- 물집

특징
- 신경이 둔함
- 저녁에 또는 코감기로 악화
- 오이나 샐러드를 먹고 나서 병에 걸림
- 복숭아 알레르기(냄새, 피부에 접촉)
- 겸자분만 후에 병에 걸림
- 뜨거움, 배에서 꼬르륵 소리가 난다
- 점액 분비 증가
- 자극적이고 불쾌한 냄새가 난다
- 부식성, 물 같은 분비물
- 코 속의 피부가 벗겨져서 얼얼하다
- 천천히 눈물이 남
- 코감기와 비염 증상

- 기침을 하고 인두가 찢어지는 것 같은 통증
- 코감기는 왼쪽에서 오른쪽으로

부위

점막(코, 눈, 인두, 장), 신경, 왼쪽, 왼쪽에서 오른쪽으로

악화

따뜻한 방, 축축한 발(발을 적신다), 노래를 부른다, 습기, 북동풍, 봄, 저녁

호전

시원함, 바깥 공기, 냉수욕이나 물놀이, 동작

Ant-tart (Ant-t.)

안티모니움 타르타리쿰/ 주석 구토제

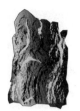

테마

기침으로는 안 죽는다는 것을 알게 된다

본질

Ant-t.는 물에 빠져 죽을 것 같았던 괴로움이 치유가 안 된 사람을 위한 레메디입니다. '물에 빠진 사람은 지푸라기라도 잡는다.' 이것이 Ant-t.의 본질입니다.

기침의 레메디는 너무나 많습니다. Dros.와 Ant-t.가 대표적인데, 대기오염이 심한 요즘에는 Dros.보다 Ant-t.를 더 많이 씁니다.

기침은 꼭 가슴이나 기관지가 약해서 나오는 것이 아니라, 할 말을 다 하지 못해서 억눌린 감정, 무리하게 삼켜버린 감정이 쌓였다가 나오는 증상입니다. 이런 증상이 오래 계속될 때는 Ant-t.를 복용해도 일회성에 그치고 기침이 다시 나올 수 있습니다. 근본적인 치유를 위해서는 마음의 배경을 잘 들여다보고 이별은 Ign., 질투는 Lach., 슬픔에는 Nat-m. 등의 레메디가 필요합니다.

Ant-t.는 만성적인 기관지 문제가 있으면 호흡에 영향을 주고, 콧방울이 커집니다. 기관지확장제로 기관지를 넓히면 기관지에 쌓인 점액인 가래를 밖으로 내보낼 수 없게 됩니다.

풍선을 부는 입구가 크면 공기를 불어넣기가 어렵지만, 입구가 작으면 공기는 쉽게 들어갑니다. 기침도 마찬가지입니다. 어떤 물질이나 가래를 밖으로 내보내기 위해 기관을 좁게 만들어 대응하는 몸의 지혜라서 그것들을 다 내보내기 전까지는 멈추지 않습니다.

큰 특징

- 기침, 백일해, 그렁그렁하는 기침
- *끈끈한 가래가 나온다*
- 흰색이 나는 가래가 폐에 많이 막혀 있는 느낌
- 호흡 곤란, 천식의 발작
- 허약체질, 활력이 없다(기침 때문에)
- 기관지나 폐가 당긴다

특징

- 손발이 차갑다
- 허약하고 늘 피곤해 멍할 때가 많다
- 하품과 땀이 많이 나온다
- 혀가 하얗다
- 신 것을 찾는다
- 기침 때문에 옆으로 누울 수 없다

장소

순환계, 점막, 위나 폐의 신경(기관지, 폐, 심장, 호흡기), 위, 장, 왼쪽

악화

옆으로 눕는다, 따뜻함(물건, 방, 기후), 분노, 사람이 가까이에 있다, 오후 4시부터

호전

가래가 나온다, 앉는다, 찬 음료(특히 사과즙), 혼자 있는다

케이스

(3세 여자) 크루프성의 기침

10일 동안 계속 기침을 해서 축 늘어져 있다. 기침을 할 때 가래도 나온다. 입술은 푸른 보라색을 띤다. 기침 때문에 기분이 매우 안 좋고 아주 까다롭다. 미지근한 땀을 흘리고 열도 있다. 특히 오후 4시부터 밤까지 심해진다.

Ant-t. 30C × 3일 (아침/낮/밤)

결과 레메디를 먹으면 바로 잠들며 1주일만에 식구들 모두 잠을 잘 수 있었다.

● 다음에 폐가 약한 체질을 근본적으로 개선하기 위해 마이아즘 치료를 했다.

Tuberculinim(결핵 마이아즘 레메디) 1M × 2일 (밤)

결과 감기에 안 걸리고 어린이집에 잘 다니고 있다.

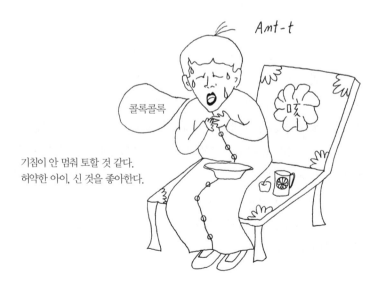

Amt-t

콜록콜록

기침이 안 멈춰 토할 것 같다.
허약한 아이, 신 것을 좋아한다.

Apis (Apis)

아피스 / 꿀벌 / 동물

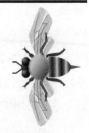

테마

인간 알레르기(해결하지 못한 인간관계의 문제에서 벗어나 혼자 있고 싶다)

본질

벌에 쏘이면 우리 몸은 히스타민이라는 물질을 내보내면서 염증을 일으킵니다. 히스타민은 면역계를 활성화시켜서 이물질에 대항하려는 것이기 때문에, 항히스타민 약을 먹으면 마치 이물질이 없는 것처럼 반응을 하지 않습니다. 그것은 부자연스러운 방법일 뿐이고 이물질을 더 깊은 곳으로 들어가게 합니다.

상처난 곳이 붓는 이유는 그 자리에 피가 모이기 때문입니다. 우리 몸의 혈관이 이물질과 싸우기 위해 백혈구를 넘치게 하려고 붓는 것입니다. 이것을 막아서는 안 됩니다.

Apis는 보통 이물질이 아닌 것에도 히스타민을 내보내는 알레르기 체질인 사람에게 잘 맞습니다. Apis는 벌이나 모기 물린 데, 알레르기에 가장 좋은 레메디입니다. 찌르는 것 같이 아프면서 얼얼하고, 빨갛게 부어오르고(물종), 두드러기가 나는 증상에 차가운 것을 대면 좋아집니다. 새로운 약을 먹어서 생긴 알레르기 충격으로 얼굴이 붓거나, 온몸이 가렵고 발진이 나오거나, 식물 알레르기로 장에 이상 발효가 되거나, 피부질환으로 두드러기가 나와 가렵거나 해서 히스타민이 많이 나오는 사람한테 잘 맞습니다. 또 다른 사람을 열심히 돌보거나 온 힘을 다해서 일하는 꿈, 여기저기 날아다니면서 뭔가를 찾는 꿈을 잘 꿉니다. 바로 꿀벌의 습성을 잘 나타내고 있습니다.

큰 특징

● 히스타민이 나오는 알레르기

● 벌에 쏘임

● 두드러기

● 붓기

● 류마티즘 등 찌르는 것 같은 통증

● 오른쪽부터 시작

특징

● 과민성 쇼크(벌, 메밀, 땅콩 등)

● 물을 원하지 않는데 신 것을 좋아함

● 눈, 얼굴, 목, 난소, 정소, 신장 등 물이 많은 세포조직에 적합

● 흉늑막염(胸肋膜炎)

● 오줌에서 냄새가 난다

● 늘 바쁘게 움직이고 잘 넘어진다

● 질투가 심하다

● 날아다니는 꿈이나 바쁜 꿈을 꾼다

● 잘 운다, 늘 불만

● 슬픔

장소

피부, 신장, 방광, 관절, 난소, 전립선, 수막염, 오른쪽

악화

대체로 뜨거운 것으로부터, 누가 만지는 것, 오후 4~6시, 눕는다

호전

차가운 것, 냉기, 동작

케이스

(8세 여자아이) 1년 전, 등에 벌레 물린 자국이 없어지지 않는다. 피부가 약해 쉽게 염증이 생기거나 두드러기가 난다. 두드러기가 나면 빨갛게 부어오르고 많이 가렵다. 긁으면 얼얼해지기 시작해 온몸이 가렵고 눈과 입술까지 붓는다. 오줌이 잘 안 나와 얼굴이 잘 붓는다. 올해는 꽃가루 알레르기까지 생겼다.

Apis. 30C × 7일 (아침/저녁)

결과 레메디를 먹은 지 3일째부터 온몸에 두드러기가 나오다가 조금씩 줄어들어 일주일 안 되어 사라졌다. 오줌이 많이 나오고 붓기도 빠졌다. 이 아이는 식물 알레르기도 있는 것 같아서 그것과 관련된 레메디를 처방했다.

Proteus 200C × 3일 (밤)　　　　　　　　　　**Proteus: 장내세균의 레메디**

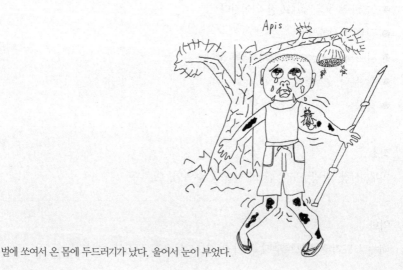

벌에 쏘여서 온 몸에 두드러기가 났다. 울어서 눈이 부었다.

Arg-nit (Arg-n.)

알젠튬 나이트리쿰 / 질산은 / 광물

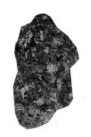

테마

어떻게 하면 자기 자신을 믿을 수 있을까

본질

　패닉이란, 자기 조절을 못하게 된다는 망상에서 오는 자아방어입니다. 미래를 불안해하며 걱정하는 이유는 실패한 경험이 있기 때문입니다. 실패를 나쁘게만 생각하면 자신감이 없어지고 불안과 패닉 상태에 빠집니다. 느긋한 마음으로 바르게 관찰을 못하고, 머릿속에서 그린 것을 현실이라 생각해 버립니다.

　질산은은 편도선을 태우거나 신생아의 배꼽 소독제로 써왔습니다. 지금도 소독약으로 쓰입니다. 최근에는 충치를 막기 위해 자주 쓰이는 불소디아민(saforide) 속에 불소와 함께 들어갑니다. 질산은이 들어가면 들어갈수록 쉽게 패닉 상태에 빠질 수 있습니다. 요즈음 살균을 한다고 몸에 은을 뿌리는 것도 문제입니다.

큰 특징

- 패닉, 편집증(피해망상)
- 자아 조절 부족
- 불안하거나 걱정이 있으면 바로 설사를 하거나 방귀를 뀐다
- 쉽게 긴장하는 사람, 걱정이 많은 사람
- 비행기가 무섭다, 고소공포증
- 결막염
- 간질

특징

● 약속을 지키지 못하거나 시험이나 발표회 같은 것을 잘 치르지 못한다
● 비행기가 떨어질 것 같다고 생각한다
● 패닉 상태가 되면 손발이 떨리고 미치는 게 아닌가 불안해진다
● 매우 충동적이고 초조하다
● 급하게 걷는다
● 과잉행동장애
● 맛이 진한 것을 좋아한다(특히 단 것)
● 몸은 따뜻하다
● 목이 깔깔하게 아프다

장소

정신, 신경(뇌, 복부), 점막(복부, 눈), 장

악화

좁은 곳, 높은 곳, 너무 넓은 곳, 창문이 없는 곳, 사람 많은 곳, 시험, 발표회, 새로운 장소나 환경, 단 것(과잉행동과 설사)

호전

바깥 공기, 차가운 공기, 빨리 걷는다

케이스

(35세 남성) 가스밸브를 잠궜는지, 창문을 닫았는지 자꾸 확인한다. 알람시계도 몇 개를 두고 지각하지 않으려 한다. 전철을 타면 자리에 앉아 있어도 저절로 손발이 움직인다. 동료와 미국으로 출장을 가야 하는데, 비행기를 타면 산소 부족이 되

어 호흡이 어려워지고 패닉 상태가 되면서 설사를 하기 때문에 피하고 싶다.

Arg-n. 30C × 14일 (밤)

결과 출장을 가기는 갔는데 무서워서 술을 많이 마시고 잤다. 모든 것을 손으로 가리키며 확인을 하는 버릇이 있었는데, 좀 덜해졌다.

* Arg-n.의 사람은 일어나지도 않은 일을 걱정하고 신경을 많이 쓴다. 막상 해보면 별로 어려운 일도 아니지만, 그것을 할 용기가 없다.

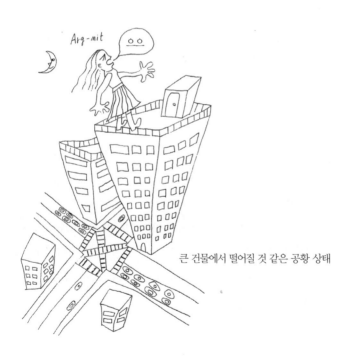

큰 건물에서 떨어질 것 같은 공황 상태

Arnica (Arn.)

아르니카 / 국화과 / 약용식물

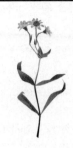

테마

몸에서 보내는 메시지를 들을 수 있다

본질

    살면서 큰 사고로 부상을 입어 수술을 하거나 힘든 노동을 한 번도 해보지 않은 사람은 거의 없을 것입니다. 거기서 오는 (내)출혈, 타박, 모세혈관 붓기나 손상, 근육 뻐근함, 통증에 맞는 레메디가 바로 Arn.입니다. 또 과격한 운동이나 노동, 등산 등으로 유산이나 활성효소가 근육이나 혈액에 쌓여 뻐근함이나 통증이 올 때도 Arn.입니다. 반대로 비행기처럼 안에 있어야만 하는 상황에서 혈액순환이 잘 되지 않을 때도 Arn.입니다.

    36기본키트에서 하나만 선택해야 한다면 뭐가 좋겠느냐는 질문을 자주 듣는데 무엇보다도 Arn.가 좋습니다.

    시간을 중요시하고 돈을 최고로 치는 현대인들은 사고나 부상을 입기 쉽습니다. 그런 사고들이 치명적이지 않도록 출혈을 빨리 멈추게 해야 합니다. Arn.를 섭취하면 모든 것이 복잡해지지 않습니다.

    Arn.의 사람은 자기를 훈련시켜서 남을 의지하지 않고 일하려는 사람입니다. 왜 이렇게 되는가 하면, 엄격한 상황일수록 거기에 용감하게 도전하려고 하기 때문입니다. 인간의 한계를 넘어 육체를 혹사하는 경향이 있는 사람은 크게 다쳐도 의사한테 가려고 하지 않습니다.

큰 특징

- 사고나 부상
- 출혈이나 울혈
- 타박상, 뇌진탕(머리의 타격)
- 근육통
- 수술 후, 치과 치료 전후
- 뽀루지, 여드름
- 부상 뒤의 만성질환

특징

- 상처를 입어서 피가 계속 나오는데도 '괜찮다'면서 누가 가까이 오기를 싫어함
- 사고나 부상 뒤의 뇌수막염
- 사고나 부상을 입은 꿈을 자주 꾼다
- 머리는 뜨겁고 몸은 차갑다
- 욕창
- 뽀루지나 여드름이 쉽게 생기고 냄새가 난다
- 고집이 강해 결심한 것은 해낸다.
  (매일 아침 운동을 하겠다고 결심하면 비가 와도 한다.)

장소

혈관, 혈액(특히 혈액의 응고작용), 신경, 부드러운 조직, 근육

악화

접촉, 움직이게 한다, 찬 음식, 신경피로

호전

바깥 바람, 바람을 얼굴에 맞음, 신 음식, 위스키, 연속동작, 냉수욕

케이스

(4세 남자아이) 그네에서 떨어져 머리를 크게 부딪쳤다. 혹이 생겨서 많이 울었다. 괜찮을 거라고 생각했는데 저녁부터 열이 났다.

> ### Arn. 30C × 1시간마다 반복
>
> **결과** 2시간 뒤부터 빨갛게 부어오른 혹이 눈에 띄게 작아졌다.
>
> *머리를 부딪쳤을 때는 될 수 있는 대로 빨리 Arn.를 주세요.

(60세 남자, 건축업) 좀 있으면 정년인데 요즈음 근육통이 자주 온다. 현장에서 돌아와 목욕을 할 때 멍이 생긴 걸 자주 본다. 젊었을 때는 오래 일해도 근육통이 없었는데…. 40세 때 사다리에서 떨어져 전신타박을 입었다. 어깨 뻐근함, 요통, 출혈을 잘 하고 핏빛은 검은빛이 나는 것 같다. 일하는 것을 좋아해 정년 뒤에도 재취업을 생각한다. 하지만 언제까지 육체노동이 가능할까? 얼굴색은 조금 까맣고 고집이 있어 보인다. 감정적인 것에 대해 물어보면 '여자나 아이들 같이 일일이 마음에 대해서 생각해 본 적이 없다'라고 한다.

> ### 30C × 14일간 (밤)
> **결과** 관절에 통증이 사라지고 몸이 가벼워졌다. 곧 60세가 되니 이제 일은 그만 할까 생각한다.

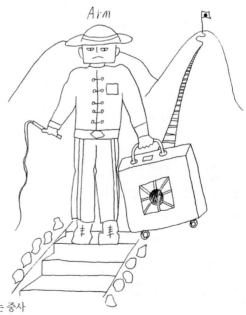

고집이 세고 일단 시작하면 멈추지 않는 중사

Ars-alb (Ars.)

알세니쿰 알붐/ 삼산화 비소 / 광물

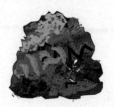

테마

사람은 누구나 언젠가 죽는다는 사실을 받아들인다

본질

　Ars.은 '사자의 서와 같이 성불로 가는 길을 안내해주는 레메디입니다. 생에 대한 강한 집착으로 죽음을 받아들이지 못해 생각이 막혀 버리는 사람에게 맞는 레메디입니다.

　한밤중(오전1~3시)에 악화하는 Ars.는 작은 것에도 신경을 쓰느라 기운이 없어지고 '누가 날 죽이는 게 아닐까'라는 생각에 빠집니다. 사는 것은 늘 힘들다고 생각하면서도 자기만은 어떻게 해서라도 살아남으려고 합니다. 그래서 세균이나 더러운 것은 없애야 마음이 놓입니다.

　살다 보면 좋은 때도 있고 나쁜 때도 있다는 것을 모르기 때문에 재산이나 안전, 건강 등에 신경을 쓰고 거기서 하나라도 빗나가는 것을 못 참는 사람입니다.

큰 특징

● 식중독의 최고 레메디, 설사, 구토
● 위장염
● 심신의 피로 쇠약
● 걱정, 불안, 암이나 죽음에 대한 공포, 죽음을 받아들이기 싫어함
● 알레르기성 비염, 꽃가루 알레르기

- 천식(불안성, 알레르기성, 아토피를 치유하고 나서)
- 검은색
- 결벽증
- 강박관념
- 몸이 너무 마름

특징

- 건강에 대한 불안이나 걱정이 늘 있고 조금이라도 아프면 암이 아닌가, 에이즈가 아닌가라고 생각해서 안절부절 못함.
- 분비물(콧물, 땀, 성기의 분비물)이 화끈거리고 짓무른다.(코 아래, 성기, 피부)
- 화끈하고 짓무르는 통증
- 걱정을 해서 천식이 됨
- 과일이나 물기 많은 음식으로 소화불량이 되고 기름기 많은 음식을 못 먹는다
- 몸이 매우 차갑다. 오른쪽의 질환
- 신경질, 의심이 심함
- 혼자 있고 싶지는 않은데, 누가 가까이 있는 것은 싫어함

장소

소화기, 호흡기, 피부, 폐, 혈액순환, 간장, 비장, 점액

악화

차가운 것, 과일이나 야채, 운동, 오전 2시, 걱정이 있음, 병

호전

따뜻함, 눕다, 비싼 것을 싸게 살 수 있을 때

(3세 여자아이) 하루 종일 설사를 한다. 아무것도 먹기 싫어하고 토할 때도 있어서 부모는 걱정. 본인도 불안해 엄마를 붙잡고 안 떨어진다. 미열이 있고 콧물이 나온다. 기관지염 같은 기침을 한다.

Ars. 30C × 1시간마다

결과 Ars.를 먹자마자 토하고 설사를 했다. (몸 속에 아직 토해야 할 것이 남아 있었다는 듯) 그런 다음 물을 많이 먹고 잠들었다. 레메디를 하루에 한 번만 먹도록 함. 다음 날 설사는 하지 않았지만 똥을 누기 힘들어했다. 3일째에는 평소 상태로 돌아와서 레메디를 그만 먹도록 했다.

(50세 남성, 귀족) 호주에 머무는 동안 햇볕을 많이 쬐서 그런지 팔에 검버섯이 생기기 시작했다. 피부암이 아닌가 걱정이 된다. 위장이 약해서 바로 설사를 하기 때문에 샴페인을 많이 못 먹는다. 아이들에게 유산을 나누어 주어야 해서 머리가 아프다. 자기가 늙어간다는 것을 생각하면 불안해진다. 결벽증이어서 손을 열심히 씻는다.

---

① Ars. 6C × 14일간 (저녁)
② Ars. 200C × 3일간 (저녁)

결과 걱정을 하던 유산 분배는 좋은 해결책을 찾아서 마음이 놓였다. 몸이 차가웠는데 좋아졌다. 피부과 검사결과 암이 아니고 그냥 노인반이라고 해서 마음이 놓였다.

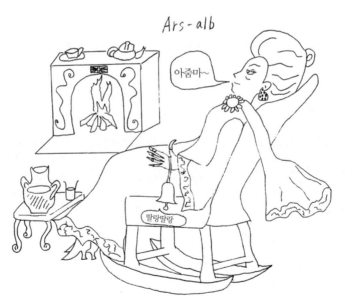

남을 사정없이 부려먹는다. 병이나 죽음을 두려워한다.

Belladonna (Bell.)

벨라돈나 / 가지과 / 식물

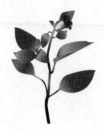

테마

표면적으로만 사귄다

본질

성미가 급하고 쉽게 화를 내며, 사람을 물거나 침을 뱉고 싶어 합니다. 표면적인 것을 좋아하고, 감정에 대한 걸 물어보면 그게 무슨 관계가 있느냐는 식으로 대답을 안 합니다. 아픔에 약하고 드러난 증세를 빨리 없애려고 합니다.

Bell.증후군인 사람은 표면적으로만 사귑니다. 자신의 모습을 그대로 보여주지 않고 가면을 만듭니다. Bell.은 고열의 대표 레메디인데, 본래의 자신으로 되돌리기 위해 덮고 있는 가면을 없애려고 열이 나오는 것 같습니다. 열은 병원균의 증식을 막는 등 필요해서 나오는 것이고 몸이 열심히 싸우고 있는 모습이기 때문에 그것을 촉진시키는 Bell.은 매우 좋은 것입니다. 가지과의 Bell. Stram. Hyos. 어느 것을 봐도 열에 대한 레메디이고, 환각을 보거나 야성적이고 마치 여우처럼 다중인격으로 변합니다.

큰 특징

- 고열의 최고 레메디, 열로 인한 환각
- 빨갛고, 뜨겁고, 파도(맥)가 있는 것 같은 통증
- 뇌염, 수막염, 성홍열
- 두통

- 일사병
- 울혈
- 글썽글썽한 눈

특징
- 빨간 발진이 나오는 성홍열 같은 고열, 동공이 열려 있고 반짝거린다
- 맥이 크게 뛴다
- 얼굴은 빨갛고 열이 있는데 손발은 차갑다
- 열이 있는 동안 환각을 본다
- 화를 쉽게 내고, 누가 만지는 것을 싫어한다.
- 눈, 코 주변에 생기는 종기, 관절염, 유선염(환부가 빨갛고 파도 치는 듯한 통증)
- 감귤 같은 음료를 찾는다
- 딸기 같은 혀

장소
목, 눈, 입 등의 점막, 중추신경, 오른쪽, 피부, 림프선, 뇌

악화
머리를 식힌다, 오후 3시, 바람

호전
얼굴을 뒤로 젖힌다, 상반신을 세운 상태

케이스
(5세, 여자아이) 고열이 오르고 편도선이 부어 있다. 열이 나면 환각을 보는데, 귀신

이 보인다거나 검은 개가 있다거나 하면서 무서워한다. 짜증을 쉽게 내고 엄마를 발로 찬다. 체온이 38도까지 올랐는데, 40도 가까이 오르면 열성경련이 일어나기 때문에 빨리 레메디를!

Bell. 30C × 1시간마다
결과 먹고 나서 바로 39도가 되더니 서서히 열이 내리기 시작했고, 경련은 하지 않았다.
→ 다음에는 근본적인 병을 내보내기 위해 Cuprum을 줬다.
Cuprum 200C × 3일간(밤)
고열이 안 나게 되었다.

(45세, 남성) 류마티즘으로 관절이 화끈거리는 통증. 젊었을 때부터 편도선이 늘 부어 있었는데, 류마티즘을 앓으면서 더 자주 붓는다. 움직이면 아프다.

Bell. 6C × 14일간(밤)
결과 통증이 많이 사라져서 잘 움직이게 되었다. 그러나 아직 자유롭지는 않다.
→ 다음에는 움직이면 호전되는 것과 근육이 굳어 자유롭지 못한 것을 생각해서 Rhus-t.를 줬다.
Rhus-t. 6C × 14일간(밤)

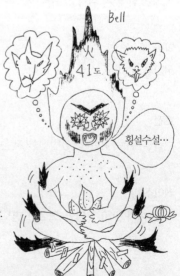

고열 때문에 환각이 보이고 눈이 글썽글썽하다.
빨간 발진, 빨간 얼굴. 타는 듯한 느낌

Bryonia. (Bry.)

브리오니아 알바 / 박과 식물 덩굴옻나무 / 식물

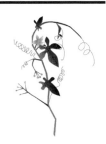

테마

구멍이 닫힌 주머니에는 아무것도 넣을 수 없다(나눠주라)

본질

　Bry.는 건조한 땅에 단단히 뿌리를 내리고 적은 물로도 살아갈 수 있는 식물입니다. 한번 뿌리를 내리면 어떻게 해도 움직이지 않습니다. 그런 성격이라서 밖에 있으면 '집에 돌아가고 싶다'고 합니다. 안정을 얻는 것이 살아가는 목적이 되고, 집이나 돈으로 자신을 안정시키는 것에 집착합니다.

　Bry.의 사람은 고집이 강하고, 오래된 습관을 바꾸지 않고, 좀처럼 밖에 나가려고 하지 않습니다. 물욕이 강하고 절약이 생활의 기본이 되어 있습니다.

　아무리 물을 마셔도 목의 갈증이 사라지지 않습니다. 왜냐하면 몸속으로 흡수가 안 되기 때문입니다. 몸에 흡수가 되려면 몸에 있는 수분이 나가야 합니다. 오래된 것을 버려야 새로운 것이 들어올 수 있는 이치입니다. Bry.가 생육하는 건조한 환경에서 물에 대한 집착이 커진 것입니다. 한 방울의 물도 아끼는 성격으로, 대변조차도 아껴 변비가 됩니다. 집도 돈도 똑같습니다. 돈을 아무리 저금해도 만족하지 못하고 계속 일을 합니다. 그러나 고인 물은 썩듯이, 흐름이 없는 곳에서는 모든 것이 썩습니다. 절약, 검약도 지나치면 자연의 섭리에 맞지 않습니다.

큰 특징

- 몸이 건조(변비, 피부가 푸석푸석, 두통, 헛기침)
- 마른 기침(심한 통증이 함께)
- 두통, 두통이 함께 오는 생리(통증 때문에 눈꺼풀조차 움직이지 못함)
- 어지럼증
- 물을 자주 마신다
- 변비
- 생리양이 적음
- 관절이 아프고 움직이면 악화(윤활유가 적어서)

특징

- 증상의 진행이 잘 안 되어서 병을 다 내보내지 못할 때
- 점막 건조(점액이 적으면 증상이 진행되지 않는다)
- 몸이 무겁고 바늘로 찌르는 것처럼 아프다
- 조용히 혼자 있고 싶어하고 움직이면 아프다, 질문에 대답을 안 함
- 가난에 대한 두려움, 일에 대한 이야기만 한다
- 짜증을 내고 잔소리를 많이 한다.

장소

순환기, 혈액, 장막(머리, 가슴, 심장), 소아, 오른쪽, 간장, 운동근육, 관절, 왼쪽

악화

움직임, 일어남, 심한 운동, 기침, 열, 차가움, 콩이나 양배추 등의 음식, 오후 9시

호전

압박(아픈 쪽을 아래로 해서 잔다), 냉기, 바깥 공기, 조용함

케이스

(9세, 남자아이) 이하선염을 3일 동안 앓았고 목 아래 림프선이 아프다. 미열도 있다. 물을 많이 먹고도 또 달라고 한다. 움직이지 않고 침대에만 가만히 있다. 햇볕이 싫다며 커튼을 내려달라고 한다. 기분이 안 좋고 말도 안 한다.

> **Bry. 30C × 7일간(아침/밤)**
>
> **결과** 말을 하고 움직이기도 하면서 기분이 좋아졌다. 내일은 학교에 가겠다고 한다.

(35세, 트럭운전기사)

뜨거운 날에 장거리 운전을 해서 그런지 머리가 아프고 움직이기가 어렵다. 트럭의 진동이 신경 쓰여 일을 할 수가 없다. 가만히 있고 싶다. 뒷목이 아프다. 증상을 말하는 목소리도 작다. 일사병 같은 증상.

> **Bry. 30C × 3일간 (아침/낮/ 밤)**
>
> **결과** 목을 옆으로 움직이기만 해도 아팠는데, 자다가 몸을 뒤척일 정도가 되었다. 3일 후 배에 작은 발진이 나오는데 괜찮은가?
>
> *Bry.는 과거에 다 나오지 않았던 증상을 내보내려고 한다. 그것은 자연스럽게 없어진다.

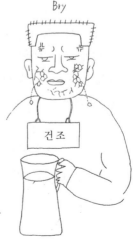

Bry

건조

물을 많이 원하는데 건조하다.

Calc-carb (Calc.)

칼캐리아 카르보니카 / 굴 껍질의 석회 성분 / 동물

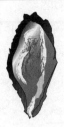

테마

껍질만 계속 만들어 가면 속이 약해진다

....

본질

굴 껍질은 딱딱하지만 속은 부드럽고 섬세합니다. 굴은 조심조심 껍질을 열고 바깥세상을 들여다봅니다. 그래서 상처를 받는 것에 매우 민감합니다. 텔레비전에서 잔인한 행위나 뉴스, 다큐멘터리 등을 볼 수가 없습니다.

신경이 예민한 아이의 근본체질입니다. 이상하게 머리가 크고 숨구멍이 열린 상태여서 몸도 흐물흐물하고 야무지지 못합니다.

Calc.의 사람은 자기의 약한 점을 숨기기 위해 굴처럼 껍질을 계속 만들어 나갑니다. 예를 들어, 모든 것을 거의 완벽하게 해놓아 다른 사람이 불만을 말하지 않게 합니다. 사실은 고집이 세지만, 보기에는 순종하는 듯합니다. 윗사람이 자신을 인정해주면 조금씩 본성을 드러내기 시작하고, 자기 식으로 천천히 일하면서 불안하지 않은 직장 분위기를 만듭니다. 이러한 신뢰관계가 만들어질 때까지는 Calc.사람에게 시련의 시간이 있습니다. Calc.의 사람은 자기는 연약하고 섬세하다는 망상을 가지고 있고 껍질을 만들어 자기를 지키려고 합니다. 그런 마음이 몸 속에 돌을 만듭니다. 신장결석, 담석, 치석 등 필요 없는 것을 계속 만듭니다. 그리고 중요한 뼈는 약해집니다. 칼슘을 쓰는 방법이 잘못되는 것입니다.

큰 특징

- 성장기 아이의 레메디(뼈나 이)
- 출생체중 3.5kg 이상이었던 아이의 근본체질 레메디
- 뼈나 이의 문제(이가 늦게 나온다, 약한 뼈)
- 림프선 붓기-설사하기 쉽다
- 감기에 자주 걸린다
- 돌을 쉽게 만든다(신장결석 등)
- 눈물샘이 막힌다(결막염)

특징

- 말랑말랑하게 살이 찐 아이의 근본체질 레메디
- 소화 흡수가 나쁘고 뼈나 이에 문제가 있다
- 늘 손발에 차갑고 미끈거리는 땀이 난다
- 쉰내가 나는 땀을 흘린다
- 몸은 차갑고 축축하다
- 삶은계란을 좋아한다
- 이상한 것(흙이나 유리 등)을 먹는 일이 있다
- 매일 정해진 것은 할 수 있지만 계획이 바뀌는 것을 싫어한다
- 숙제를 끝내지 않으면 놀지 못한다
- 소극적이며 부끄러움을 많이 타고 불안증이 있고 잔인한 화면을 보지 못함
- 고집이 세고 융통성이 없다

장소

뼈, 림프선, 혈액, 폐, 심장, 피부, 점막, 면역, 정맥

악화

차갑다, 피로, 이가 나오기 시작, 우유, 성장기, 생리, 불안

호전

변비, 건조하고 따뜻한 곳, 매일 반복함

케이스

(3세, 남자아이) 말을 안 한다. 이가 늦게 나온다. 낯을 가린다. 혼자 노는 것을 좋아하다. 새로운 것이나 사람에게 가까이 안 감. 목의 림프선이 쉽게 붓고, 감기에 잘 걸린다. 기관지가 약하다. 겁이 많고 눈 아래 다크서클이 있다. 이 아이는 태어났을 때 체중이 3.8kg이었다.

> **Calc. 200C × 3일간(밤)**
>
> **결과** 낯을 덜 가리고 다른 아이들과도 놀게 되었다. 어린이답게 행동하기 시작해서 떼를 쓰고 손을 탄다. 얌전해지는 레메디도 있어요?
> *어린이는 원래 호기심이 많고 떼를 쓰는 것입니다.

(70세, 여성)

신장이 나쁘고 결석이 있다. 골다공증이 있어서 넘어지면 쉽게 뼈가 부러진다. 이는 다 틀니. 과거에 담석도 생겨서 수술한 경험이 있다.

> ① **신장 써포트 × 1병(33일간, 아침)**
> ② **Calc. 6C × 14일간(밤)**
>
> **결과** 만성요통으로 일어나기가 어려웠는데 한결 가벼워졌다. 발의 붓기도 빠졌다.
> * 신장이 나쁘면 허리가 아프거나 붓습니다. 또 뼈가 약해지기도 합니다.
> 다음에 뼈를 튼튼하게 하기 위해서 뼈 보조제 × 1병(33일간)

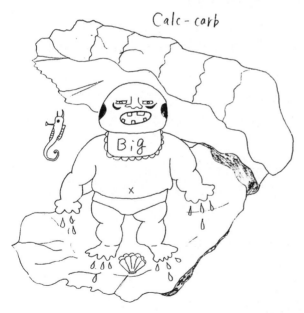

Calc-carb

말랑말랑하고 살이 찐 아이. 손발이 촉촉하다. 아이의 이나 뼈의 문제.
굴껍질에 들어 있다. 눈 아래 다크서클이 있다.

A
B
C
D
F
G
H
I
K
L
M
N
P
R
S

Calendula (Calen.)
카렌듈라 / 금잔화 / 식물

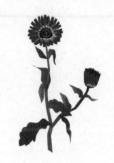

테마
갈라진 마음이나 몸의 상처를 고친다

본질

12세기 유럽의 의약책을 보면, 금잔화를 보기만 해도 기분이 좋아진다고 쓰여 있습니다. 몸의 상처, 마음의 상처에는 Calen.입니다.

소독약을 사용하지 않는 동종요법 치료에서는 획기적인 소독 레메디입니다. 특히 처음부터 체액이나 혈액의 문제로 잘 낫지 않는 상처에 적절합니다. 찢어지고 갈라진 상처에 잘 맞습니다. 금잔화에는 비타민A, 사포닌, 플라보노이드, 스테로이드화합물이 들어 있고 천연 스테로이드가 많이 들어 있어서 치유가 빠릅니다.

Calen.은 민들레(Taraxicum)와 같은 국화과 식물로 쓴 맛이 있고, 피를 맑게 해줍니다.

큰 특징
- 상처의 최고 레메디
- 베인 상처, 찔린 상처, 수술 후, 이를 뺀 후, 산후
- 궤양
- 화상
- 상처의 고름, 흉터종(켈로이드)

특징

● 상처가 잘 나고 쉽게 아물지 않는다.

● 몸과 마음의 상처 치유

● 냉기에 약하고, 습하고 추운 날 감기에 걸리기 쉽다

● 몸이 차갑다

장소

부드러운 부분, 등뼈, 피부

악화

습하고 흐린 날

호전

따뜻함, 따뜻한 마실 것, 조용히 누워 있음

케이스

(5세 여자아이, 이염) 왼쪽 귀가 막히고, 물속에 있을 때처럼 소리가 울린다. 열이 나도 귀가 아프다고 한다. Puls.를 먹였는데 좋아지지 않았다. 이비인후과에서는 고막에 상처가 있다고 한다.

> **Calen. 30C × 하루(아침/ 점심/ 저녁)**
>
> **결과** 하루 지나서 고막이 찢어지고 귀에서 노란 고름이 나왔다. 계속 레메디를 줬다. 이틀째 걱정이 돼서 병원에 갔는데 상처가 깨끗이 나아 있었다. 고름도 자연적으로 없어졌다.

(46세 남성) 치루(持瘻) 수술 후 상처가 잘 안 낫고 짓무른다.

A
B
C
D
F
G
H
I
K
L
M
N
P
R
S

Calen. 6C × 14일간(밤)

결과 더 이상 진물이 안 나오고 상처가 말라갔다.

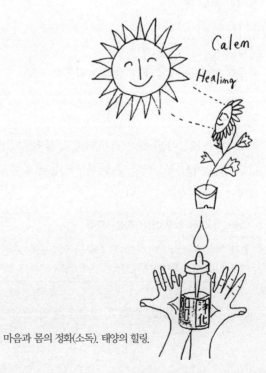

마음과 몸의 정화(소독). 태양의 힐링.

Cantharis (Canth.)

캔터리스 / 청가뢰–딱정벌레의 일종 /동물

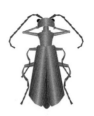

테마

까칠하고 안절부절 못한다

본질

　청가뢰는 구슬 같이 반짝반짝 빛나는데 이것으로 만든 레메디는 빛나는 것에 대한 혐오, 화끈하고 파괴적인 통증과 독성이 특징입니다. 이런 통증이 생기면 쇳소리로 욕하거나, 발로 차거나, 입으로 물기도 합니다. 방광염에 걸린 아이들은 자꾸 성기를 만지다가 흥분하면서 마스터베이션을 배웁니다. Canth.는 오래 전에는 생식능력을 촉진하거나 자궁 내 잔류물(태반, 계류유산 등)을 밀어내는 레메디로 쓰였습니다. 성의 에너지를 바르게 쓰도록 하는 것 같습니다. 생식기의 이상한 자극이나 격정에는 Canth.입니다.

　제 딸은 혼혈이어서 피부색이 하얀데, 여름휴가 때 햇볕을 많이 쪼여 빨갛게 붓고 방광염까지 걸렸습니다. 통증 때문에 까칠해지고 화를 내면서 저를 때리려고 했습니다. 바다를 좋아하는 아이가 수영도 안 하려고 했습니다. 그런데 Canth.를 먹고 나서 바로 뜨겁고 진한 오줌을 누더니 이 분노도 사라졌습니다.

큰 특징

● 화상과 방광염에 최고
● 몸이 타는 것 같은 염증(구내염, 목의 통증, 치질 등)

● 생식기에 대한 지나친 자극과 격정

특징

● 오줌을 누고 난 뒤에 갑자기 화끈한 통증
● 자르는 것 같이 욱신욱신 아프다
● 짜증이 나고 안절부절 못함
● 너무 목이 마르지만 물을 못 마신다

장소

비뇨기, 점막, 장막(비뇨기, 방광, 직장)

악화

배뇨, 찬 음료, 물이 뚝뚝 떨어지는 소리, 커피, 신 맛 나는 음료, 접촉

호전

스스로 만진다, 휴식, 따뜻한 곳

케이스

(신혼여행 가는 여성, 방광염) 성관계를 가지면 꼭 방광염이 되어서 아프다. 신혼여행을 가기 전에 레메디를 먹었다.

> **Canth. 30C × 7일간**
> **결과** 방광염도 안 걸리고 좋은 추억을 만들었다.

(6세 여자아이) 난로에 손목을 대어 10원짜리 정도 크기로 빨갛게 부어올랐다. 바로 데인 부분을 난로 가까이에(동종요법). 그리고 바로 Canth.30C를 주었다. 그날

밤 상처가 아프다고 해서 다시 한 알 주었다. 다음에 성기에 빨개지면서 짓무르고 분비물이 나오기 시작했다.

* 이 아이는 어렸을 때부터 자주 질염에 걸렸다. 완전히 치료를 하지 않았기 때문에 이번에 방광염으로 나온 것이라 생각이 된다. 다음날에는 화상도 질염도 좋아졌다.

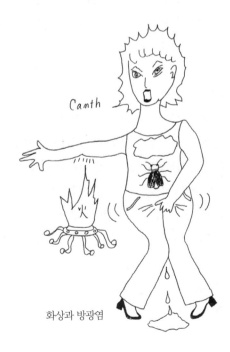

화상과 방광염

Carbo-veg (Carb-v.)

카르보 베지타리스 / 식물성 숯 / 식물

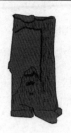

테마

상쾌하게 지낼 수 있다

본질

　인도에서는 죽음의 입구에서 되돌려주는 레메디라고 합니다. 의식을 잃어 죽음의 문턱까지 가 본 사람이나 난산이었던 사람의 레메디입니다. 몸은 산소 결핍된 상태를 기억하고 있고, 대도시의 오염된 공기나 산소가 희박해지는 산에서는 바로 휘청거립니다.

　산소가 혈액 속에 들어가기 위해서는 산소의 5배 가량의 이산화탄소가 필요합니다. 몸 속에 산소 농도가 낮아지지 않으면 산소는 헤모글로빈과 붙을 수 없습니다. 충분한 이산화탄소를 모아야 산소를 섭취할 수 있는데, 이것이 깊은 호흡입니다. 얕은 호흡은 과호흡이 되어 산소가 많은 상태를 만들어내고, 한편으로 산소 부족인 이산화탄소 중독을 만들어냅니다. Carb-v.는 이러한 상태에 잘 맞습니다.

　도시에서 살아가는 사람들에게는 얕은 호흡으로 인한 산소 결핍 상태가 해마다 늘어나고 담배나 대기오염 때문에도 Carb-v.인 사람이 늘고 있습니다. 그리고 모든 일에 무관심하고 무책임한 사람이 늘고 있습니다. 이 모두가 Carb-v.입니다.

큰 특징

● 되살아나는 레메디

- 뇌진탕
- 태어난 아이가 숨을 안 쉴 때, 산소 결핍
- 쇠약한 노인이나 큰 병을 앓은 아이의 레메디
  (생명력이 약해져서 손발이 파랗고 몸은 얼음처럼 차갑다)
- 혈액 순환(정맥)이 나쁘다, 담배를 많이 피는 사람

특징

- 쇠약해서 움직일 수 없다
- 겨울인데도 부채질을 하거나 창문을 열어 바람을 쐬려고 한다
- 소화불량, 배에 가스가 찬다, 과식에서 오는 것
- 멀미가 항상 있고 입내가 난다
- 기침을 많이 해서 산소 결핍이 되고 숨이 막힌다
- 각 부위가 파랗게 괴사한다
- 과거의 병이 아직 다 낫지 않았다
- 자극물이나 커피를 원한다

장소

심장(정맥, 순환계, 혈액), 점막(소화관, 배), 목, 폐

악화

따뜻한 것, 탈수, 사치한 생활, 과로, 방탕, 잠자기 전에, 답답한 옷

호전

트름, 냉기, 바람(산소를 들이마시다), 창문을 연다

케이스

(8세 여자아이) 폐가 약해 폐렴에 자주 걸리고 설사를 한다. 기침이 나오기 시작하면 쉽게 멈추지 않고 입술이 파래진다. 이 아이는 난산으로 태어나서 첫울음소리도 안 했다. 5세 때 백일해에 걸려 오랫동안 누워 있었다. 쇠약하고 멍해져서 공부하는데 집중을 못한다. 담배 냄새를 맡으면 감기에 걸린다. 추위를 많이 타는데도 창문을 열고 싶어한다.

Carb-v. 200C × 3일간

결과 태어났을 때의 꿈을 꾸었다. 숨이 막히는 듯 힘들어 하는 것을 보고 엄마가 깨워주었다. 그 뒤부터 기침이 덜하고 전체적으로 몸이 좋아졌다.

(45세, 담배를 많이 피워 소화기가 약함) 태어날 때부터 폐가 약하고 가래와 기침이 많다. 기침이 멎을 때는 끝에 트림을 한다. 자주 방귀를 뀐다. 소화불량에 자주 걸린다. 안색이 안 좋다. 담배를 피우면 산소 결핍이 되고 쓰러질 것 같은데도 끊을 수 없다.

Carb-v. 30C × 14일간 (밤)

결과 담배를 덜 피운다. 안색이 좋아졌다는 소리를 들었다. 훈제식품을 먹고 있었는데 연기 냄새가 싫어져 많이 먹을 수 없었다. 소화불량도 많이 좋아졌다. 이대로 담배를 끊을 수 있을까요?

① 담배연기의 레메디 6C × 한 병(33일간, 아침)
② Nux-v. 30C × 7일간 (밤)

결과 담배 냄새만 맡아도 멀미가 난다. 담배를 끊을까, 레메디를 그만 먹을까?

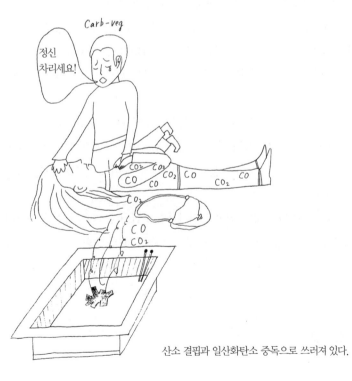

산소 결핍과 일산화탄소 중독으로 쓰러져 있다.

Chamomilla (Cham.)

카모밀리아 / 카모마일 / 식물

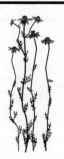

테마

화를 낸다고 일이 해결되지 않는다는 것을 안다

본질

　Cham.의 사람은 감정이 과하고 늘 무엇인가에 화가 나 있어서 아무한테도 사랑을 못 받습니다. 몸이 안 아픈 사람은 마음이 평온할 수 있지만, 늘 통증이 있는 사람은 쉽게 화를 냅니다. Cham.는 신경에 맞는 레메디이고, 커피 등으로 신경을 흥분시키면 매우 악화됩니다. 커피뿐만 아니라 자극물은 신경을 매우 예민하게 만듭니다.

　짜증을 자주 부리는 아이는 어른들이 자극물을 많이 먹어 아이들이 그것에 중독되어 있는 상태로 태어나기 때문입니다. 그것과 동시에 Cham.의 아이는 위장이 약하고 모유나 음식에 대한 저항력이 떨어져서 배가 자주 아프고, 그럴 때면 짜증을 내기 마련입니다.

　Cham.의 아이는 통증이 조금만 있어도 견디지를 못합니다. 다른 사람들이 자려고 하는 저녁 9시부터 상태가 악화됩니다. 부모는 통증 때문에 화를 내는 아이를 진정시키기 위해 이것저것을 해보지만, Cham.를 먹을 때까지 멈추지 않습니다.

큰 특징
● 통증에서 오는 분노

- 아이의 치통, 귀앓이로 견디기 힘든 통증
- 짜증을 많이 내고, 아무리 달래도 안 될 때
- 유아의 설사, 배앓이
- 생리통
- 민감증
- 분노 때문에 병이 더 나빠진다

특징

- 기가 세고 심한 분노, 쉽게 싸운다
- 늘 짜증을 내고 민감하다
- 통증에 약함
- 무엇을 해도 만족하지 않는다
- 늘 안아달라고 하는 아이
- 한쪽 볼만 빨갛다
- 머리가 뜨겁고 땀이 난다

장소

소아, 여성, 신경, 감정, 소화기 점막, 왼쪽, 간장

악화

오후 9시~12시, 분노, 젖니가 나올 때, 감기, 흐린 날씨, 커피나 술을 많이 마신다

호전

안아준다, 발한, 이불을 안 덮는다, 심하게 흔들린다

케이스

(18개월 남자아이, 심하게 뻗댄다.) 짜증을 내고 화를 내면서 잠을 안 잔다. 갓난아이 때는 조용했는데 이가 나오기 시작하면서 손을 댈 수가 없다. 오늘은 귀까지 빨개지면서 운다.

Cham. 30C × 7일간 (밤)

결과 잠을 잘 잘 수 있게 되었다. 잇몸에서 하얀 이가 보이기 시작했다. 그렇게 심하게 뻗대었던 게 믿기지 않는다.

(33세 주부) 남편에게 무슨 말을 해도 남편은 답을 하지 않는다. 반응이 없는 남편한테 화를 내면서 말하다가 남편의 옆구리를 연필로 찔렀다. 그래도 남편은 화를 안 내고 자기 방으로 가버렸다. 너무 화가 나서 문을 발로 찼다.

Cham. 200C × 1시간마다

결과 레메디를 먹기 시작하자, 잠자기 전 늘 마시던 카모마일차가 먹기 싫어졌다. 안 마시기 시작하니까 짜증이 안 났다.

* 카모마일차를 많이 먹으면 반대로 짜증이 많이 난다.

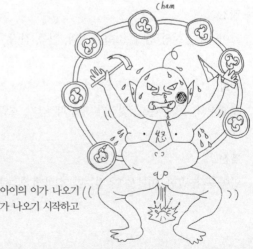

화가 난 아이. 아이의 설사. 아이의 이가 나오기 시작할 때의 짜증. 왼쪽에 이가 나오기 시작하고 볼이 빨개졌다.

China (Chin.)
차이나 / 키나나무 껍질 / 식물

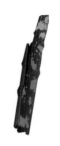

테마
바깥 세상과 연결을 끊고는 살 수 없음을 안다

본질

하네만이 살았던 때 유럽이나 미국에서 키니네는 술이나 담배처럼 누구나 기호품으로 먹었습니다. 키니네를 먹으면 행복감, 미의식이 강하게 나타나고 창작하는 사람에게는 매우 좋은 마약이었습니다. 그러나 부작용도 있어서, 염세주의에 빠지거나 자기가 제일 불행하다는 생각에 불면증도 생깁니다.

Chin.의 사람은 Bell. 같은 표면적인 인간관계를 하지 못합니다. 사람과 깊이 연결되기를 원하고, 다른 사람의 신념에까지도 간섭합니다. 그러다가 결별을 하는 경우도 많습니다. 그들은 밤이 되면 머리가 맑아져 활동을 하고, 낮에는 멍하니 피곤해합니다.

큰 특징
- 탈수 상태(설사, 구토, 출혈, 발한)
- 허약, 쇠약
- 빈혈
- 설사, 식중독, 빨간 설사
- 계속되는 열

- 말라리아
- 하혈
- 눈의 압박감

특징

- 배에 가스가 차고, 트름을 해도 좋아지지 않는다
- 지나친 식욕
- 과일이나 생채소로 악화
- 소화가 되지 않아 물 같은 변
- 소리, 빛, 접촉하는 것에 민감함
- 피곤한데도 생각이 계속 떠올라서 못 잔다
- 두통
- 명석한 두뇌이고 밤에 못 잔다
- 쉽게 화를 내고 까다롭다
- 세상을 비관한다

장소

순환, 분비(소화기, 간장), 혈액, 비장, 왼쪽

악화

체액이 나온다(설사, 구토, 혈액, 성기의 분비물, 코피, 발열 후의 땀), 추위, 틈새기 바람, 과일로 설사, 차를 많이 마신다, 나쁜 식사(썩기 직전, 잘 조리하지 않은 것), 가벼운 접촉, 커피, 우유, 고기, 맥주, 과일, 채소

호전

강한 압박, 눕다, 옷을 헐렁하게 입는다, 단식

케이스

(39세 여성) 미열과 설사가 계속 된다. 밖에 나가면 어질하다. 조금만 몸을 움직여
도 끈적끈적한 땀을 흘린다. 집안일만으로도 힘들어서 친구를 만나러 가기도 귀찮
다. 밤이 되면 머리가 맑아져서 잠을 못 잔다. 잠이 들어도 살짝 졸기만 해서 잠을
잔 것 같지가 않다. 잠잘 때 식은땀을 흘린다. 늘 나른하고 기운이 없다. A형간염
일지도 모르는데 아직 알아보지는 않았다.

> **Chin. 30C × 14일간 (밤)**
>
> **결과** 5일째 오랫만에 고열이 났다. 지금은 잠을 잘 자고 설사도 부드러운 변이 되어서 기운이 나기
> 시작했다.

(6세 남자아이)

설사와 발열을 주기적으로 반복한다. 벌써 1년 이상 설사를 하고 있다. 모든 것에
민감하고 초등학교에 들어가기 싫어한다. 자기 말로는, 배가 아플 때 화장실에 마
음대로 못 가기 때문이라고 한다.

> ①Chin. 30C × 매월 7일간 × 3개월
> ②Dys-co.* 200C × 3일간
>
> **결과** 건강하게 초등학교에 다니고 있다.   *Dys-∞. 혈변균의 레메디(불안증의 설사)

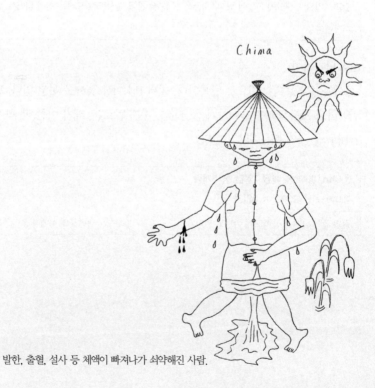

발한, 출혈, 설사 등 체액이 빠져나가 쇠약해진 사람.

Cocculus (Cocc.)

코큐러스 / 인도 선옹초 / 식물

테마

오늘도 잠을 못 잔다

본질

차멀미, 입덧, 시차 적응을 못해서 밤에 잠을 이루지 못할 때 NO.1 레메디입니다. 환자를 간호하는 등 사람을 돌보고 나서 겪는 정신적이고 육체적으로 깊은 피로, 다른 사람을 걱정해서 오는 피곤함에도 맞는 레메디입니다.

특징

● 반응이나 대답하는 데 시간이 걸린다

● 방해 받으면 화를 내며 싫어한다(사고의 맥락을 잃다)

● 정신적 스트레스가 쌓이면서 병에 걸린다: 환자의 간호, 수면 부족 + 환자의 병 걱정, 돌봄과 걱정 + 육체적 진력으로 병에 걸림

● 만성 피로 때문에 모든 게 느리다, 시간이 너무 빨리 지나간다

● 주변이 움직이면 악화(이동할 때 밖을 본다)

● 추위를 탄다, 바깥 공기를 싫어함, 더위와 추위로 악화됨

● 침대에 누우면 호전

● 장기가 공허한 느낌(머리, 가슴, 배), 마비성 쇠약, 저리고 떨린다

● 맥주 등 찬 음료를 싫어함(특히 두통이 있을 때)

- 생리 중이나 생리 후에 쇠약해짐(특히 다리), 겨우 말하거나 일어남
- 미혼이거나 아이가 없는 여성(로맨틱한 소녀), 상처 받기 쉬운 소녀(공부를 좋아함)
- 어지러움과 목덜미가 약하다
- 과한 침과 갈증, 손이 저리다
- 어지러움과 멀미(임신의 어지러움과 구토)
- 소음으로 멀미와 구토(두통이 있는 동안)

부위

지각 기관, 뇌척수(후두부, 허리, 근육), 여성 생식기, 한쪽(오른쪽이나 왼쪽)

악화

동작(배, 차, 마차), 사소한 원인(힘의 행사: 통증, 소리, 접촉, 감정), 수면 부족, 밤, 불안해서 못 잔다, 추위, 바깥 공기, 식사, 생리 중, 먹는 것을 생각한다, 음식 냄새, 후두부를 아래로 해서 잔다, 커피, 이야기하다, 냄새, 임신, 흡연, 웃다, 울다

호전

조용히 옆으로 눕는다, 따뜻한 방

Drosera (Dros.)

드로세라 / 끈끈이주걱 / 식물

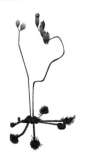

테마

아무도 나를 먹어버리지 않는다

본질

끈끈이주걱은 벌레를 먹는 육식식물입니다. 하지만 잡은 벌레가 너무 크면 반대로 벌레에게 잘립니다. 그래서 내가 먹느냐, 네가 나를 먹느냐 그 경계에 사는 사람에게 좋습니다.

직장에서 스트레스를 많이 받는 사람은 폐병이나 결핵에 걸릴 수 있습니다. 왜냐하면 심호흡을 못하고 폐의 기능이 저하되기 때문입니다. 말하고 싶은 것을 늘 삼켜야 하기 때문에 항상 목에 이물질이 있는 것처럼 느낍니다. Dros.는 그런 사람에게 적절합니다.

Dros.의 사람은 심술궂고 질투심이 많은 사람한테 당한 것을 잊지 못하고 오랫동안 꽁하게 생각합니다. 상대방이 자신을 편하게 대해주지 않는다고 생각하며, 사람을 보는 눈에 불신이 가득합니다. 이때까지의 나쁜 경험에서 깊은 슬픔에 빠지고, 폐가 나빠져 기침이 멈추지 않습니다.

큰 특징

- 백일해에 최고
- 쉰 목소리, 목의 통증, 심한 기침

● 폐결핵

특징
- 기침이 심하고 구토
- 외치는 것처럼 나오는 기침으로 목소리가 쉰다
- 숨이 막힐 것처럼 계속 나오는 기침
- 목에 털이 걸려 있는 것 같다
- 결핵마이아즘과 관계
- 불안감이 강하고, 남의 의견에 신경을 많이 쓴다
- 고집이 있고 의심을 많이 한다, 쉽게 화를 낸다
- 자정 이후에 증상이 나타난다

장소
호흡기, 폐, 가슴, 인두, 오른쪽, 폐, 림프선

악화
눕다, 말한다, 따뜻한 것, 식사 후, 한밤중

호전
압박, 앉다, 바깥공기

케이스
(3세, 목의 림프선 붓기) 림프선이 붓는 것은 1살 때부터. 기침도 많이 하고 감기도 쉽게 걸린다. 집안 내력으로 봐도 폐가 약하다. BCG 예방접종을 하고부터 고열이 나고 눈 주변이 부었다. 림프선이 붓기 시작한 것은 아마도 그 때부터.

폐가 약하기 때문에 백일해 예방접종도 하는 게 좋은지? 결핵마이아즘이 일어나서 결핵성 림프종이 되었다고 생각된다. 거기에 백일해 예방접종을 하면 아마도 이 아이는 만성기관지염이나 천식이 될 가능성이 크다.

---

① BCG × 200C × 3일간(밤)   → 2주간 쉬고
② Dros. 30C × 7일간(밤)   (기침감기에 먹으라고 1병 더 줬다)

결과 림프선의 붓기가 없어지고 감기에 쉽게 안 걸리게 되었다. 몸이 전보다 따뜻해졌다고 느낀다.

(70세, 밤중의 기침) 기침은 밤에 악화. 점액성의 가래가 있어서 질식할 것 같다. 담배를 많이 피는데 지금은 안 핀다. 항상 가래를 뱉으려고 하는데 나오지 않는다. 바깥공기를 찾는다. 젊었을 때 결핵에 걸린 적이 있다. 고집이 세고 까다롭다.

Dros. 6C × 14일간 (밤)

결과 노란 가래가 많이 나왔고, 밤중의 기침도 줄었다. 다음은 마이아즘레메디로 근본적인 치료를 해본다.

① 폐보조제 × 한 병(33일간, 밤)
② Tuberculinum 1M × 2일간 (밤)

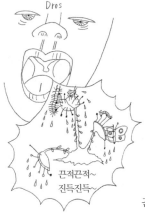

Dros

끈적끈적~
진득진득

끈끈이주걱처럼 끈적거리는 가래가 있고 기침이 안 멈춘다.

Euphrasia (Euphr.)

유프라시아 / 좁쌀풀 / 식물

본질

눈의 점액(결막염, 꽃가루 알레르기, 바람이 불면 눈물이 고임, 건조한 눈)에 적절합니다. 눈이 나빠지는 원인은 신장에서 옵니다. 동종요법 생리학에서 신장은 바람과 공기입니다.

좁쌀풀은 눈과 신장에 효과가 있습니다. 정신적으로는 상대방을 받아들이지 못해 이야기를 나누려 하지 않습니다. 과거의 일에 생각이 빠져 있습니다.

좁쌀풀의 수술에 있는 두 개의 검은 점은 마치 두 눈의 동공과 비슷합니다. 파라켈수스는 모양의 동종을 이야기했습니다. 모양이 비슷한 것은 같은 모양의 기관을 치유한다는 말이지요. 이것은 동종요법의 또 다른 측면이라 생각합니다.

유프라시아는 그리스어로 '기쁨'을 뜻합니다. 눈이 잘 안 보이는 사람이 유프라시아 차를 마시고 시력을 회복한 데서 나온 이름입니다. 좁쌀풀에 가까이 가면 안경이 망가진다는 전설도 있을 정도로 눈에 좋다고 합니다. 영어로는 눈이 빛난다는 뜻으로 'Eye Bright'라고도 합니다.

유프라시아는 꽃가루 알레르기 때문에 주로 눈에 증상이 나타나는 사람에게 적합합니다. 눈물이 고이고 재채기를 하는 게 특징입니다. 알리움 세파(Allium-cepa, 양파)는 콧물과 재채기에 잘 맞습니다. 때로는 눈 전체가 빨개지고 눈가가 붓습니다. 태양이나 빛이 눈부셔 눈을 뜰 수 없습니다. 뜨거운 눈물이 나와 찬 물을 대고 싶어하는 사람도 있습니다.

눈 속에 이물질이 있는 느낌이고 늘 짜증을 냅니다. 염증 초기에 사용합니다.

Arg-nit는 결막염이 진행되어 눈이 마치 빨간 고기처럼 된 증상에 적합합니다. 급성의 세균성 염증에는 유프라시아가 맞지만, 눈을 다쳤을 때에는 다른 레메디를 사용해 주세요. 간에서 오는 눈의 문제는 전문가의 상담을 권합니다.

눈의 염증, 꽃가루 알레르기, 결막염 등 눈의 모든 문제에 유프라시아는 적합합니다. 얼굴은 빨갛지만 손은 차갑고 열이 오릅니다. 홍역 초기에도 Pulsatilla와 함께 씁니다. 백일해로 깊이 숨을 쉬지 못하고 아침에 가래가 많이 나오는 증상에도 적합합니다.

큰 특징

- 꽃가루 알레르기 때 눈의 증상
- 결막염
- 뜨거운 산성의 눈물이 계속 나온다
- 태양의 빛이나 바람으로 악화, 혐오
- 홍역을 시작할 때 눈물이 맺힘, 감기 같은 증세
- 가래가 많이 나오는 기침(백일해), 밤에 호전된다

특징

- 눈의 질환(눈물을 자극하며, 화끈거리고 아프다)
- 감기, 기침, 독감
- 타는 것 같고 찌르는 것처럼 아프고 빛을 싫어함, 계속해서 눈을 깜박거린다
- 낮에만 점액이 많은 기침(밤에 호전)
- 저녁에 악화, 연기로 악화
- 생리가 없고 눈이나 코의 비염성 질환
- 환부의 종창(환부를 물로 씻으면 호전)

장소

점막(눈, 코, 가슴), 왼쪽

악화

햇빛, 바람, 따뜻함, 방, 저녁, 아침, 잠자리에서, 습기, 접촉

호전

바깥바람, 깜박거린다, 눈을 닦다, 어두움, 눕는다

케이스

(18세 여학생, 꽃가루 알레르기) 여름이면 캐나다 골든로드(Canada goldenrod, 기린초의 일종) 꽃가루 때문에 알레르기를 일으킨다. 눈물이 계속 나고 결막염이 되어 눈이 빨개진다. 흰자위도 탁해지고 흰자위의 껍질이 벗겨진 것 같이 되어 콘택트렌즈를 넣을 수 없어 두꺼운 안경을 쓰고 학교에 간다. 6~7월까지는 정신적으로 고통스럽고 내향적이 되어 학교에 가기 싫어한다.

Euphrasia 30C × 수시로 (보통은 매일 아침, 심할 때는 아침과 밤)

*꽃가루 알레르기는 몸 속에 있는 수은 중독으로 나타나는 경우도 있어서 Mercurius도 필요합니다.

Ferrum-phos (Ferr-p.)

페룸 포스 / 인화철 / 광물

테마
싸우지 않고 조화롭게 살 수 있다

본질

우리 몸은 염증이 생기면 혈관을 팽창시켜서 백혈구 등이 균과 싸울 수 있게 합니다. 그런 염증 초기에 Ferr-p.가 적절합니다. 어떤 증상이든 초기에 염증이 있을 때 필요한 레메디입니다. 염증이 생기면 몸 속에서 인산철을 태우고 싸웁니다.

만성 빈혈이 있는 사람은 오랫동안 염증 상태가 계속 되어 몸 속에 Ferr-p.가 부족한 상태로 적응을 한 것입니다. 쉽게 세균에 감염되지 않고 염증이 안 생기는 건강한 몸을 만들기 위해서도 평소 Ferr-p.의 생명 조직염(tissue salt)이나 피의 보조레메디를 섭취하는 게 중요합니다. 싸우려는 마음이 생기면 철이 부족해집니다. 그렇다고 인공적인 철분제를 먹으면 오히려 무사처럼 싸움을 하는 성격이 만들어집니다.

큰 특징
- 초기 염증에 최고
- 발열
- 기침
- 기관지염

- 결핵
- 빈혈
- 방광염
- 정맥류
- 변비
- 출혈하기 쉽다
- 설사
- 동상
- 급성비염
- 다치거나 사고 뒤의 신체 트라우마
- 눈의 염증으로 눈꼽
- 류마티즘

특징

- 이유 없이 열이 나고 오래 간다
- 목이 붓고 편도선염으로 디프테리아의 초기
- 빈혈, 조금만 일해도 얼굴이 빨개지면서 뜨거워진다
  (그냥 봐서는 건강해 보인다)
- 낮에 요실금, 야뇨증
- 욱신욱신 아픈 편두통, 머리가 혈액으로 가득 찬 느낌
- 어지럼증과 같이 코피가 나온다
- 얼굴이 새파래졌다 빨개졌다 반복한다
- 태양의 뜨거움을 참을 수 없다
- 병에 걸리면 말을 많이 하거나 기분이 좋아진다
- 염증이 더 심해지면 우울해지고 혼자 있고 싶어한다

● 모든 것에 무관심하다

장소
순환(폐, 귀, 코), 혈액, 혈관, 심장, 뇌, 점막, 뼈

악화
밤, 소음, 삐걱거리는 소리, 발한 억제, 피로

호전
추위, 출혈

케이스
(30세, 철공소에서 일함) 몸이 늘 뜨겁고 미열이 계속 있다. 일을 하면 땀이 많이 나오고 샤워를 한 뒤 몸이 식으면 꼭 미열이 난다. 육체노동이라 나이가 들수록 피곤이 쌓이는 것을 느낀다. 벌써 10년째 이 일을 하고 있는데 갑자기 쓰러질지도 모르겠다. 만성피로일지도 모른다. 하지만 일은 계속 해야 하고, 윗사람이나 아내한테 쉽게 화를 낸다. 작은 일에도 싸움이 붙는다. 고집이 세고 말이 잘 통하지 않는다.

> **아침** Ferr-p. 9X × 한 병(33일간)
> **밤** Ferr-p. 30C × 1주일
>
> **결과** 일하면서 계속 철이 들어가고 있기 때문에 3개월에 한 번은 이런 식으로 먹고 있다. 화를 쉽게 내지 않게 되었고 윗사람한테 달라졌다는 말을 듣는다. 철은 싸움을 하게 만들고, 싸움은 몸 속에 있는 철을 소모시켜 빈혈을 일으킨다.

(5세 남자아이) 덜덜 떨고 있어서 감기인 줄 알고 Acon.을 주었는데 열이 확 올라왔다. 자꾸 목이 아프다고 해서 Bell.을 먹였는데 조금 좋아진다. 어떻게 하면 될까

요? **치료자** 말은 잘 하나요? 아니면 꿍하고 있어서 엄마가 가까이 가는 것을 싫어 하나요? **아기엄마** 말은 잘 해요. 얼굴도 발그스름하고 좋아 보이는데, 역시 열 때문에 빨간 거라서 Bell.인가요? **치료자** Bell.은 귤쥬스 같은 것을 좋아하는데요. **아기엄마** 안 마셔요. **치료자** 혹시 임신 중에 철분제를 먹었나요? **아기엄마** 네, 빈혈이 있어서요. **치료자** 그럼 Ferr-p.가 낫겠네요.

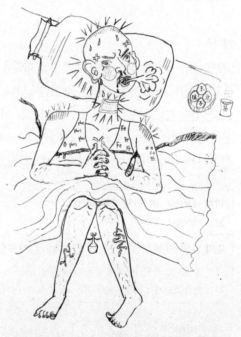

얼굴이 붉고 뜨겁다, 목이 부어 있다, 말이 많다, 밝거나 화를 낸다, 눈꼽이 끼인다, 어지럽다, 코피도 나온다.

Gelsemium (Gels.)

젤세미움 / 노란 자스민 / 식물

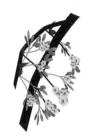

테마

일상이 답답하지 않다고 느낀다

본질

Gels.은 무겁게 억누른다는 게 핵심입니다. Gels.의 사람은 무거운 책임이나 심한 스트레스를 감당하기 어렵습니다. Gels.은 불안이나 공포에 쉽게 몸이 마비되는 사람에게 잘 맞고, 조심성이 많고 민감한 경우에 적합합니다. 여우에게 잡힐 것 같은 토끼처럼 그 자리에 굳어 버려 움직이지 못합니다. 그래서 바로 당합니다.

무거운 책임을 맡으면 날마다 답답해하며 그 역할을 하는 날이 가까워오는 것을 두려워하고, 발표 날에는 너무 긴장이 되어 자주 화장실에 가고 설사를 하는 사람입니다. 근육은 생각대로 움직이지 않고 돌 같이 무겁게 느껴집니다. 아드레날린 중독증에 좋은 레메디입니다.

큰 특징

- 독감에 최고, 미열이 계속되고 오래된 감기
- 마비, 당기는 느낌, 근무력증
- 홍역
- 목의 통증, 관절의 통증
- 두통
- 허약함, 근육 피로, 멍하다
- 설사(불안증, 걱정, 공포)

특징

- 온몸이 무겁다
- 근육이 마비된 느낌, 파킨슨병
- 감기에 걸린 뒤 몸이 약해졌다
- 기운이 없는데 신경은 긴장하고 있다
- 쉽게 긴장하고 무엇을 말했는지 기억을 못한다
- 긴장, 시련, 두려움, 눈을 내려뜬다
- 물을 안 마시는데도 오줌을 많이 눈다
- 어지럼증과 졸림
- 마약과 약의 해
- 사시, 시각의 문제

장소

뇌-척수(뒷머리), 운동신경(근육), 눈(눈꺼풀, 시각), 점막, 왼쪽

악화

감정의 흔들림, 긴장, 걱정, 공포, 봄, 습기, 태양, 사람이 가까이 오는 것

호전

배뇨, 발한, 몸이 흔들리는 것, 알콜음료, 배설

케이스

(45세 남성, 기술자, 독감) 너무 무리를 한 것 같다. 결국 감기에 걸려 설 연휴인데도 움직이지 못한다. 벌써 3일 동안 누워 있었다. 죽을 받아먹고 있다. 젓가락조차 무겁다. 머리는 멍하다. 물은 못 마시는데 오줌만 자꾸 나온다. 설 전에 사장에게

자신의 승진 소식을 들었는데, 부담이 너무 크고 무거운 책임감에 불안해졌다.

Gels. 30C × 1시간마다 (급성 대처)

결과 3번 먹고 지금은 푹 자고 있다. 앞으로 어떻게 하면 좋을까요?

Gels. 6C × 14일 밤 (만성 대처)

결과 회사에 복귀해 정식으로 승진 소식을 들었다. 예전 같으면 너무 긴장해 혀가 꼬여 제대로 말을 못하는데 이번에는 잘 해내서 스스로 놀라웠다. 자신이 생겼다.

(30세 여성, 초산) 출산이 잘 진행되지 않는다. 몸 전체가 긴장을 해서 근육이 단단해지고 당기는 느낌이 있다. 설사도 한다. 기다리는 남편은 오지 않고 너무 불안해 몸이 부들부들 떨린다. 진통이 올 때마다 더 긴장한다.

Gels. 200C × 진통이 올 때마다

결과 4번 정도 먹으니까 자궁이 열리기 시작했다. 남편이 이제서야 온다. 자궁이 다 열린다. Gels. 을 다시 한번 주었다. 이제 긴장과 떨리는 게 없어지고 편안해졌다. 무사히 사내아이를 낳았다.

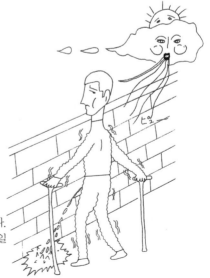

자기 몸무게도 지탱할 수 없을 정도로 쇠약하다. 자주 오줌이 마렵다. 사람 눈을 신경 쓰면서 볼일을 보고 있다.

Hepar—sulph (Hep.)
헤팔 설퍼리쿰 / 황산칼슘

테마
증오는 몸을 파괴시킨다

본질

Hep.는 칼슘이고 Calc.(굴 껍질=탄산칼슘)에서 설명한 것처럼 허약하고 상처 받기 쉽습니다. Sulph(유황)는 불, 열정인데 이 두 가지로 만들어진 Hep.는 매우 이색적인 레메디입니다.

몸 전체는 차가운데 염증 부분만 불 같이 열이 납니다. 극도의 불안감과 자기를 지켜야 한다는 생각으로 외부의 영향에 매우 민감해지고, 사소한 말이나 태도에도 감정이 심하게 흔들려 미친 듯 화를 내고 욕설을 퍼붓습니다.

때로는 '불을 지를 거야!'라고 합니다. Hep.가 불을 지르고 싶은 이유는, 체온이 낮아 열을 냄으로써 좋아지려는 것이 가장 크지만, 더 깊은 곳에서는 파괴하고 싶은 마음이 있기 때문입니다.

Hep.는 화농의 레메디인데, 몸 속에 농이 많은 사람은 정신적으로도 쉽게 화를 내고 격해져 사람을 죽이고 싶은 욕구가 있습니다. 바람이 강하고 추운 날에 나타나는 병에는 먼저 Hep.를 고려해야 합니다.

큰 특징
● 노란 농이 있다
● 통증이 심할 때
● 과민증

- 피부 궤양, 눈과 코 주변에 생기는 뾰루지
- 꽃가루알레르기, 생리 분비물에서 치즈 냄새가 난다
- 목의 통증, 크루프, 호흡곤란
- 이염
- 임파선이 붓는다(겨드랑이 아래, 목)

특징

- 무엇에나 민감하게 반응(통증, 접촉, 차가운 공기, 소리, 피로 등)
- 몸이 아주 차갑다
- 화농 체질, 잇몸의 농
- 찌르는 것 같은 통증(Arg-n.)
- 열이 나고 땀을 많이 흘림
- 불을 지르고 싶은 충동
- 사람을 죽이거나 칼로 자살을 하고 싶다
- 버릇이 없다, 욕을 많이 한다, 성급함
- 난폭하고 기가 세고 짜증을 많이 낸다
- Merc.과 비슷하다, 수은 중독

장소

신경, 결합조직, 호흡기막, 림프선

악화

차가움(바깥공기, 겨울, 틈새바람), 차가운 음료, 알몸, 접촉, 바람이 부는 것

호전

케이스

(50세 여성, 주부) 모기에 물려도 상처가 나고 바로 화농이 생긴다. 눈과 코 주변, 엉덩이에 뾰루지가 있고 잇몸이 붓다가 괜찮아졌다 한다. 손이 갈라졌는데 잘 낫지 않는다. 요새는 몸이 차서 어렵다. 자기는 이인증(자아의식장애)일 지도 모른다고 생각한다. 식구들한테도 까다롭다는 소리를 듣는다. 말도 안 하고 늘 난로 옆에서 불을 만지고 있다. 사는 게 재미 없다. 늘 신 음식이 먹고 싶다. 신 음식을 먹으면 목의 이상한 느낌이 사라진다.

> ### Hep. 30c × 10일 (밤)
>
> **결과** 예전에 걸렸던 대상포진이 나왔다. 그때는 항생제로 조치를 했다. 대상포진은 1주일 지나자 없어졌다. 이에 씌운 것이 아프고 잇몸에서 농이 많이 나왔다. 몸이 따뜻해졌다. 상처가 빨리 아무는 것 같다. 식구들과 관계도 더 깊어진 것 같다.

(5세 여자아이) 반복되는 편도선염과 이염, 림프선 붓기, 코가 막힌다. 농에서 치즈 냄새가 많이 난다. 바람을 쐬면 꼭 감기에 걸리기 때문에 바람이 강한 날에는 유치원에 안 간다. 추위를 많이 타서 옷을 몇 겹이나 입고 싶어한다. 까다로워서 다른 아이들과 같이 안 논다. 쉽게 화를 내거나 짜증을 부리고 가만히 있지 못한다.

> ### Hep. 30C × 7일 (밤)
>
> **결과** 편도선이 붓고 하얀 농이 나왔다. 그 뒤 체온이 높아지고 추위를 안 타게 되었다. 부은 편도선은 바로 가라앉았다. 바람을 싫어하지 않고 밖에 나가 놀았다.

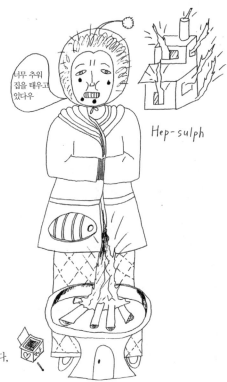

추위를 몹시 탄다, 까다롭다, 뾰루지가 있다.
불에 대해 이상하게 관심을 갖는다.

Hypericum (Hyper.)

하이페리쿰 / 맥아풀 / 식물

테마

상처가 없다는 걸 세포에게 알려준다. 몸의 트라우마는 사람의 성격을 만든다.

본질

파상풍은 신경을 따라 올라오고 림프선이 붓습니다. 처음에는 걷기가 어렵고 목덜미가 당기다가 온몸에 경직성 경련이 나타나고 숨 쉬기가 어려워 죽을 수도 있습니다.

자연분만이 어려워 집게분만을 한 사람에게도 Hyper.입니다. 그런 사람은 큰 상처를 입기 쉽고, 꼬리뼈를 부딪치거나 발을 다치거나 합니다. 이러한 몸의 트라우마 때문에 우울해집니다. 꼬리뼈를 부딪치면 힘을 쓰기 어려워져 원래의 50% 힘으로 괴롭게 살아가야 합니다. Arn.나 Hyper.는 이러한 몸의 트라우마에 잘 맞습니다. 제가 만난 환자 가운데 큰 사고를 당한 뒤 회복은 하고 있는데, 사고가 난 뒤부터 글을 쓸 때 오자나 탈자가 많아지고 글씨가 흔들린다는 증상을 호소한 사람이 있었습니다. 그 사람에게 Hyper.가 매우 효과적이었습니다.

큰 특징

- 파상풍에 최고
- 신경까지 영향을 주는 상처나 사고
- 특히 깊이 베인 상처, 문에 손이 꼈을 때
- 신경의 통증
- 꼬리뼈를 다쳤을 때

- 머리에 상처를 입은 뒤 경련
- 수술이나 이를 뽑으면서 신경이 잘렸을 때

특징
- 신경이 모여 있는 곳의 상처
- 손, 발톱이 문에 껴서 까맣게 멍들었을 때
- 허리 디스크
- 욕창
- 찌르는 것 같은 통증
- 사고나 상처를 입은 뒤 성격이 달라진 것 같은 사람(우울함)

장소
척추신경(꼬리뼈), 좌골 신경, 이의 신경, 신경 전반

악화
상처, 쇼크, 찬 공기, 안개, 움직인다, 접촉

호전
조용히 엎드려 눕는다

케이스
(42세 남성, 교통사고 뒤 요통) 교통사고 뒤 허리 디스크가 되었다. 몸이 마음대로 움직이지 않아 우울해지고 사람 사귀는 것도 어려워졌다. 허리가 빠지는 것 같고 무리를 하면 발 끝까지 아프다. 예전에 스키를 타다가 꼬리뼈를 다친 적이 있다.

Hyper. 6c × 14일 (밤)

결과 사고가 난 뒤 빠진 머리카락이 조금씩 나오기 시작해 놀라웠다. 요통도 많이 좋아졌다. 지금은 텔레비전에서 하는 아침 체조를 날마다 따라한다.

Hyper. 1M × 2일 (밤)*

결과 허리디스크는 없어지고 이전보다 밝아졌다.

*원인요법: 근본원인이 되는 일로부터 장애가 생겼을 때에는 그 근본원인에 적합한 레메디의 높은 포텐시를 주는 요법.

(9세 남자아이) 망치로 못을 박다가 손가락을 쳐서 검붉게 부었다. 욱씬거리고 파도 치는 듯한 통증 때문에 누워 있다. 상처에 파스를 붙여 열을 식히고 있다.

Hyper. 30c × 30분마다 반복

결과 상처를 식히는 일은 멈추었다. 한 알 먹으니 바로 파도 치는 것 같은 통증이 없어졌다. 붓기도 가라앉았다. → 30분 뒤에 다시 한번 먹이고 나서

Hyper. 30c × 7일 (밤)

결과 3일째부터 손톱이 일부 검게 변했지만 통증은 없어졌다.

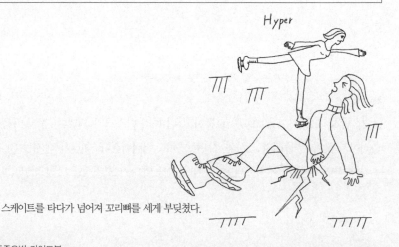

스케이트를 타다가 넘어져 꼬리뼈를 세게 부딪쳤다.

Ignatia (Ign.)

이그나시아 / 성 이그나시아 열매 / 식물

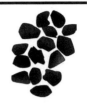

테마

가질 수 없는 것은 필요 없음을 안다. 이상을 버리고 현실을 받아들인다.

본질

Ign.의 핵심은 모순과 갈등입니다. 거기에는 현실을 받아들이지 않는 저항이 있습니다. 사람은 누구나 이상을 꿈꾸지만 현실은 생각대로 안 됩니다. 거기서 자기 안에 갈등이 생깁니다. 갈등이나 자기모순은 이상에 대한 집착을 나타냅니다. Ign.의 사람은 이상이 무너지면 자신의 틀 속으로 더욱 깊이 들어가버리고 한 걸음도 떼지 못합니다.

사람 관계 속에서는 대립이나 배신, 헤어짐을 피할 수 없습니다. 누구나 혼자서 걸어가야 합니다. 친한 사람 그룹과 적 그룹을 만든다고 어려움을 없앨 수는 없습니다.

Ign.는 특히 헤어짐으로 고통스러운 사람에게 좋은 레메디입니다. 아이가 죽거나 남편이 죽어도, 이혼을 해도 영혼이 자라기 위해서는 계속 걸어가야 합니다. 현실이 이상을 넘어뜨린다면 이상을 버리고 현실을 받아들일 수밖에 없습니다. 그렇게 하지 못하고 힘들어 할 때 Ign.가 큰 도움을 줄 것입니다.

큰 특징

● 갑작스러운 불행, 슬픔
● 사별, 이별, 이혼, 실연의 충격
● 실신, 히스테리에 최고 레메디

- 부정교합, 악관절증
- 얼굴 경련
- 생리통
- 슬픈데 웃는다

특징

- 이상과 기대감이 크다, 로맨틱, 향수
- 비관, 실망, 한숨, 하염없이 운다, 혹은 소리 높여 운다
- 누가 위로를 해주면 마음에 없는 말과 행동을 한다
- 변덕이 쉽고 모순이 되는 증상, 자꾸 바뀌는 감정
- 끝없이 먹는 경향, 거식증, 과식증
- 경련, 특히 목의 경련
- 월경전증후군(PMS)

장소

감정, 신경

악화

슬픔, 걱정, 위로, 바깥공기, 커피, 담배, 야단을 맞는다, 굴욕

호전

오줌 양이 많다, 아픈 쪽을 아래로 해서 잔다, 심한 운동, 따뜻한 음료

케이스

(17세 여학생, 거식증) 첫사랑에 실패한 뒤 몸매에 신경 쓰느라 밥을 안 먹는다. 억

지로 먹이면 토한다. 목의 통증이 있다. 다른 사람의 태도나 말에 신경을 쓰면서 자기는 안 되는 인간이라고 운다. 계속 살이 빠지고 공부에 집중을 못함. 거울을 볼 때마다 한숨을 쉬면서 '나는 못난이'라고 운다. 입시 공부를 해야 할 중요한 시기인데 학교도 가기 싫어진다.

Ign. 30C × 10일 (아침/점심/저녁)

결과 안정을 많이 찾았다. 우는 일도 없고 자신감이 생긴 것 같다. 학교에도 가기 시작했다. 여전히 살 찌는 것을 신경 쓰고 밥도 적게 먹지만 끼니를 거르지는 않는다. 입시 공부도 하기 시작했다. 헤어진 남자친구 사진이 책상에서 사라졌다.

(60세 여성, 사별) 5일 전, 40년을 함께 살던 남편이 죽었다. 무사히 장례식도 끝냈지만 마음 속에 불이 꺼진 것 같다. 이런 날이 올 것이라 생각은 했지만, 책상이나 의자를 봐도 추억이 올라오고 눈물이 뚝뚝 떨어진다. 아무 것도 손에 잡히지 않고 한숨과 눈물을 흘리면서 산다. 아이들이 위로를 해줘도 들리지 않는다. 마음이 여기에 있지 않다 며 딸이 레메디를 주었다.

Ign. 30C × 한시간마다

결과 5일만에 잠을 잤다. 다음 날, 머리가 아프다며 상담하러 왔다. 눈 밑이 어둡고 푹 꺼져 살이 빠진 것 같다. 남편 이야기를 하면 큰 소리로 운다. 더 높은 포텐시를 준다.

Ign. 1M × 2일

A
B
C
D
F
G
H
I
K
L
M
N
P
R
S

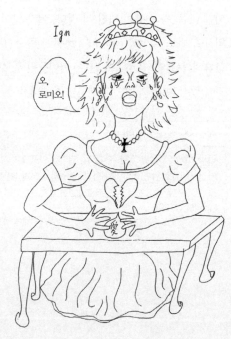

마음의 상처

Ipecac (Ip.)

이페칵 / 토근 뿌리 / 식물

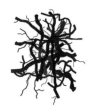

테마
거부하는 것만이 아니고 받아들이는 것도 필요함을 안다

본질
구토, 호흡곤란, 출혈이 있을 때에는 Ip.입니다. 위, 기관지, 자궁 경련에 적합하고, 소화불량이 있거나 더위에 약한 사람에게 맞습니다.

마취를 많이 한 사람, 헤로인이나 모르핀을 쓴 사람에게도 적합합니다. 토할 때는 무엇인가를 붙잡지 않으면 안 되고, 위까지 토해내려고 합니다. 무엇을 해도 만족하지 못합니다.

무통분만이나 제왕절개로 태어난 아이들 가운데 토하는 아이들이 많은데, 마취의 해로움이 큰 이유라고 볼 수 있습니다. 그럴 때에는 Op., Morph., Ip., Asaf., Chloroform 등을 씁니다.

큰 특징
- 심한 멀미, 편두통으로 인한 멀미, 입덧
- 출혈(출산, 코피, 치질, 생리)
- 숨이 차다
- 기침
- 소화기 경련

특징

- 목이 쪼이는 것 같은 강렬한 멀미와 구토
- 설사, 감기, 두통, 기침을 하다 토하는데 토를 해도 나아지지 않는다
- 천식, 백일해, 경련성의 기침, 마른 기침
- 침이 많고 밥 먹기를 싫어함
- 혀는 깨끗하고 가래가 막힌다(Arg-n.)
- 생리 후에 쇠약
- 쉽게 화를 내고 잘 삐친다

장소

점막(호흡기, 소화관), 혈액

악화

따뜻함, 미지근함, 빨리 먹는다, 과식한다, 속쓰리는 음식

호전

바깥공기, 찬 음료

케이스

(9세 남자아이, 차 멀미) 버스나 배, 기차처럼 움직이는 것을 타면 멀미를 한다. 음식을 많이 가려서 싫어하는 것을 먹으면 바로 토한다. 오늘도 상담하러 올 때 버스를 탔는데 낮에 먹은 라면을 다 토했다. 수학여행을 가고 싶어서 체질을 개선하고 싶다.

> **Ip. 30C × 10일 (밤)**
>
> **결과** 버스 타기 전에 한번, 타서 한번, 내려서 한번, 또 멀미가 올 때마다 먹으라고 했다. 다음 상담을 하러 왔을 때는 얼굴빛도 좋고 토하지 않고 왔다. 수학여행을 위해 Ip. 200C를 한 병 주었다.

(35세 여성, 기침) 3주 정도 기침을 계속 한다. 기침을 하고 나면 꼭 토한다. 기관지나 위, 식도 주변이 쪼이는 느낌이 있다. 오늘은 코피도 나왔다.

> **Ip. 30C × 10일 (밤)**
>
> **결과** 실은 임신을 하고 있었다. 기침약을 안 먹고 동종요법으로 대처한 것은 옳은 선택이었다.

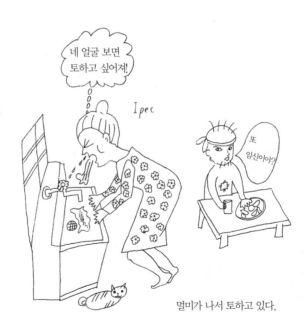

멀미가 나서 토하고 있다.

Kali-bich (Kali-bi.)
칼리 바이크로미쿰 / 중크롬산염 칼륨 / 광물

테마
가끔은 가족들에게 신경을 쓰자

본질

   Kali는 칼륨을 말합니다. 신경세포 밖에는 나트륨이 많이 있고, 안쪽에는 칼륨이 많이 있습니다. 나트륨과 칼륨의 균형이 중요하고, 그 균형이 무너지면 병에 걸린다고 해도 과언이 아닙니다. Kali의 사람은 집안일에만 관심이 있고 바깥 일에는 신경을 쓰지 않습니다. 집안일은 자기가 다 조절하고 싶어서 가족들한테 강하게 이야기를 합니다.

   Bich는 크롬(Chromium)을 말하고, 당(糖) 대사와 깊은 관계가 있습니다. 크롬은 예전에 매독 치료에 썼습니다. Kali-bich는 다른 사람에게 책임을 떠넘기면서 자기는 늘 옳다고 하는 사람에게 적합한 레메디입니다. Kali-bich의 사람은 보수적이고 누구나 뻔히 아는 것을 구구절절 설명합니다. 목이 굵고, 코는 납작하고 큰게 특징입니다.

   현대인은 콘크리트 속에서 살고 있는데, 콘크리트의 해에도 매우 좋은 레메디입니다.

큰 특징
- 축농증
- 감기가 다 낫기 전
- 편두통

A
B
C
D
F
G
H
I
K
L
M
N
P
R
S

- 코의 염증으로 인한 두통
- 좌골신경통
- 시각 이상
- 목이나 등의 뻐근함

특징

- 부비강염
- 만성축농증(기본 상담이 필요함)
- 콧물이 끈적거리고 노란 연두색
- 감기에 걸리기 쉽다, 감기에서 축농증이 되었다
- 시멘트나 새집증후군의 해
- 통증은 작은 범위, 증상은 천천히 시작해 만성이 된다
- 습관을 바꾸지 않는다

장소

점막(코, 목, 폐, 위, 장), 관절

악화

추위, 자고 일어난 뒤, 밤, 먹고 난 뒤, 통증, 습기, 습하고 더운 날, 새벽, 봄, 가을, 오전 2~5시

호전

열, 동작

케이스

(35세 여성, 편두통과 부비강염, 코 알레르기) 18세 때 축농증이라고 해서 1년 동안 코 세척을 했다. 그때쯤부터 눈두덩이 아픈 두통이 시작됐다. 결혼하고 가끔 꽃가루알레르기가 생겼는데 콧물이 나올 정도로 심하지 않았지만, 요새는 코가 막혀 입으로 숨을 쉰다. 아침에 일어나면 노란 가래나 콧물이 나온다. 집을 새로 사고 새로운 생활을 기대하고 있었는데….

Kali-bi. 6C × 14일 (밤)
되도록 창문을 열어 두어 공기 순환을 잘 해준다.

결과 노란 콧물이 줄고 막혔던 코도 좋아졌다. 먼지 알레르기도 좋아졌다. 두통은 코가 뚫린 뒤 없어졌다.

(40세 남성, 미장이) 콧소리과 콧물, 관절의 통증(특히 겨울), 안색이 노랗다, 냄새를 못 맡는다, 손끝이 갈라짐, 집중력이 없다. 시멘트 중독 증상이다.

Kali-bi. 30C × 10일 (아침/ 밤)

결과 손끝이 많이 좋아졌다. 밤마다 맥주를 2병 정도 마셨지만, 1병만으로 만족하게 되었다. 시멘트를 만지면 또 코가 막히고 손이 많이 갈라진다. 손 갈라지는 데에는 C크림 (Calen., Hyper. 등)

Kali-bi.30C (한 병 갖고 가게 했다.)
되도록 마스크와 장갑을 쓰라고 했다.

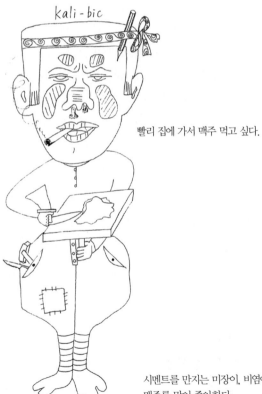

kali-bic

빨리 집에 가서 맥주 먹고 싶다.

시멘트를 만지는 미장이, 비염이나 관절염이 있다.
맥주를 많이 좋아한다.

Lachesis (Lach.)

라케시스 / 남미산 독사 / 동물

테마
나는 뱀 같이 싫어할 존재는 아니다

본질

　Lach.는 질투의 레메디입니다. 아이들은 자기를 다른 사람과 비교해 자기가 더 못났다는 판단을 하면 자기자신을 무가치하게 느끼거나 다른 사람을 선망하게 됩니다. 질투의 배경에는 비교와 우열을 강조하는 경쟁사회가 있습니다.

　차별, 비교, 선망에는 Lach.가 맞습니다. 엄마와 아이 사이에서도 '큰 애는 엄마를 잘 따라서 좋은데 작은 애는 좀…'이란 생각으로 잘 따르는 아이를 더 돌봐주는 경향이 있습니다. 이런 경향은 바람직하지 않기 때문에 엄마에게 Lach.가 필요합니다.

　그렇다고 Lach.가 여성이나 젊은이들에게만 적합한 레메디는 아닙니다. 기업에서 일하는 남성, 특히 비난을 받거나 왕따를 당하는 사람 그리고 경쟁에서 뒤처진 사람들에게도 적합합니다. 또한 저주를 받은 사람, 영적인 공격, 마법에 걸린 사람에게도 잘 맞는 레메디입니다.

큰 특징
- 왼쪽 전체가 나쁘다
- 심장이 두근거리고 숨이 막힌다
- 목 왼쪽의 통증(딱딱한 것만 먹을 수 있음)
- 갱년기 장애로 확 뜨거워진다

- 조울증
- 혈압이 높다
- 편두통
- 출혈(새까맣다)
- 월경전증후군(PMS)

특징
- 말을 잘 하고 일도 즐겁게 하지만 의심과 질투심이 많다
- 머리 회전이 빠르고 날카롭다, 수다쟁이
- 종교를 쉽게 믿고 광신적이다
- 생리통은 생리가 시작하면서 좋아진다
- 혀를 내미는 버릇
- 복수심이 강하다(실망, 실의에 대해서)
- 성관계에 빠지는 경향이 강한데 전혀 관심이 없는 것처럼 거부할 때도 있다

장소
심장, 혈액, 순환기, 여성성기, 신경(피부, 혈관, 위, 폐), 왼쪽(목, 난소), 왼쪽에서 오른쪽

악화
갱년기, 술, 더위(햇빛, 공간), 뜨거운 음료, 스치듯 만지는 것에도 민감하다, 옷의 압박, 봄

호전
바깥공기, 차가운 음료, 생리 중, 생리 후, 고형, 체액의 유출

(38세 여성, 사장) 쉽게 화를 내고 혈압이 높다. 생리전증후군. 다른 사람이 자신보다 높은 지위에 있는 것을 참지 못한다. 생리혈에 검은색 핏덩어리가 있다. 목이 막히는 느낌이 있는데 바깥공기를 쐬면 좋아진다. 자기 애인이 다른 여자 사원과 사귄 것을 알고 둘 다 해고시켰다. 그때부터 혈압이 오르고 밤에 그 두 사람 생각을 하면 분노가 올라와 온몸이 뜨거워진다. 자기가 믿고 있는 종교에서는 용서해야 한다고 하지만, 마음속에서는 언젠가 복수를 하려고 생각하고 있다.

Lach. 30C × 7일간 (밤)

결과 기분이 좀 가라앉았고, 오랫만에 회사를 쉬었다. 집에 있을 땐 애인 생각을 하면서 화를 내거나 울었다. 이제 끝난 거니까… 라고 생각하니 괜찮아졌다. 혈압이 올라갔다가 지금은 평균치가 되어 안심이다. 생리통도 가볍게 끝났다. 앞으로는 회사 사원들한테 좀 부드럽게 대해야겠다고 생각한다.

(갱년기 여성) 늘 몸에서 열이 올라와 문을 열고 바깥바람을 쐰다. 목을 조이는 옷은 절대로 못 입는다. 밤에 땀을 많이 흘린다. 자기는 갱년기 때문에 어려운데, 남편은 자기를 보기 싫어 일만 하고 집에 거의 안 들어온다. '혹시 여자가 있나?' 그렇게 생각하면 또 열이 올라온다.

Lach. 6C × 14일간(아침/밤)

결과 자궁 있는 부분이 뜨겁고 맥이 빠르게 뛰던 증세가 사라졌다. 다시 생리를 시작하고 5일로 끝났다. 열이 올라오는 증상도 없어졌다. 자신이 여성이라는 것을 기쁘게 생각한다.

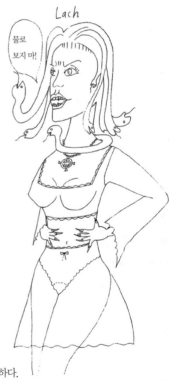

질투심이 강하고 성관계를 좋아한다. 자기과시욕이 강하다.
뱀여자가 되었다.

Ledum (Led.)

레듐 / 백산차나무 / 식물

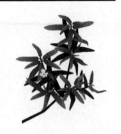

테마
상처가 많은 사람의 레메디. 따뜻한 인간관계로 심해진다.

본질

   Led.는 과거의 안 좋았던 인간관계 때문에 큰 어려움을 겪었던 사람의 레메디입니다. 이런 사람들의 몸을 살펴보면 손톱이 깨져 있거나, 폐가 망가져 있거나, 개나 고양이한테 물려 근육이 다쳐 있습니다. 이런 상처 부위는 바로 보라색으로 변해 썩으려고 합니다. 빨갛게 부어야 낫는데 그러지 못합니다.

   상처 부위는 차갑고, 혈액순환도 인간관계도 제대로 흐르지 못해 밖에서 해를 입거나(주사, 얻어맞음), 그것을 세포 차원에서 용서하지 못해 다시 이런 일이 있으면 삐쳐서 치유하려 하지 않고 바로 썩으려고 합니다.

큰 특징
- 찔린 상처, 신경까지 가는 깊은 상처, Hyper.와 비슷하다
- 파상풍
- 벌레 물림
- 눈 주변의 타박상
- 개나 고양이한테 물린다
- 주사의 해

특징

- 사람을 싫어하고 고독하다
- 따뜻한 공기는 좋아하지만 침대 속의 따뜻함은 싫어한다
- 알몸으로 땀을 내고 싶다
- 상처가 파랗고 차갑고 가렵다
- 발목을 잘 삔다
- 류마티즘으로 상처 부위가 아프고 파랗고 차갑다

장소

피부의 모세혈관, 관절이나 건의 섬유조직, 왼쪽 상부와 오른쪽 하부

악화

열, 밤, 움직인다

호전

차가운 것, 휴식, 가만히 있는 것

케이스

(8세 남자아이) 개한테 발을 물렸다. 바로 광견병 주사를 맞으러 갔다. 항생제도 받았지만 그날 밤, 물린 부분과 주사 맞은 데가 욱신거려서 잠을 못 잤다. 다음 날 보라색으로 변해 서해림프절도 조금 부었다. 파상풍인가? 광견병인가?

> **Led. Hyper. 30C를 한 시간마다 번갈아 가면서**
>
> **결과** 4시간 뒤 붓기가 가라앉기 시작하고, 림프절의 붓기도 작아지기 시작했다. 이 아이는 예방접종을 했을 때도 주사를 맞은 팔이 땡땡하게 부었다고 한다.

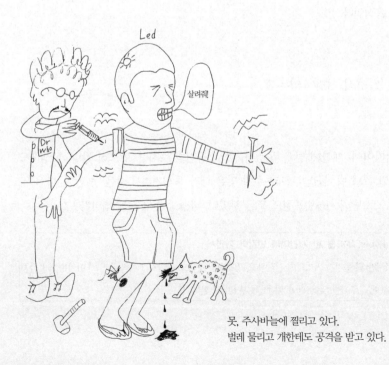

못, 주사바늘에 찔리고 있다.
벌레 물리고 개한테도 공격을 받고 있다.

Lycopodium (Lyc.)

라이코포디움 / 석송 / 식물

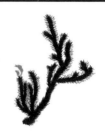

테마
강한 사람에게 약하고 약한 사람에게 강하면 안 됨을 안다

본질

보수적이어서 오랜 습관이나 전통을 중요하게 생각합니다. 전통이나 습관에 매여 있는 사람은 제대로 성장할 수 없습니다. 무조건 권위에 따르는 게 아니라, 자기 눈으로 확인하고 무엇이 옳은 지 꿰뚫어보는 사람이 제대로 성장할 수 있습니다. Lyc.의 사람은 '커다란 나무 그늘에 있자'고 하는 것처럼, 권위에 기대고 새로운 것에 도전하려고 하지 않습니다. 자신이 없어서 그러는 것인데, 자신이 생기면 Lyc.의 껍질을 벗고 다음 단계로 갈 수 있습니다.

변화를 싫어하는 공무원들은 Lyc.의 전형이라고 할 수 있습니다. 기회주의적이고, 법률이나 관례, 상식 아래 느긋하게 있는 사람들입니다. Lyc.의 사람들은 성장하기를 멈춘 사람들이라고 할 수 있습니다. 성장하기 위해서는 관례나 상식에 얽매이지 않고, 자기가 정말 어떻게 생각하고 느끼는 지를 존중하고 그것을 따라야 합니다. 그러고나면 성장할 수 있습니다.

자기를 지키기 위해 상식이나 지위, 명예라는 갑옷을 입고 있으면 진정한 자신은 성장할 수 없습니다. 성장이란 자신을 믿는 힘, 즉 진정한 자신을 갖는 것입니다. 석송은 성장이 멈춘 나무입니다.

큰 특징
● 걱정을 많이 하는 사람

● 사람들 앞에 서면 긴장을 많이 한다
● 일을 하기 전에는 불안해하지만, 막상 하면 잘한다
● 성질이 비뚤어지고 위축(부모의 잔소리가 심해서)
● 오른쪽(간장이 약하다)
● 장이 약해 설사를 하거나 방귀를 뀐다
● 화장실에 자주 간다, 야뇨증
● 학습 능력 부족

특징

● 자신감이 없다
● 밖에서는 생글거리며 좋은 모습이지만, 집에서는 큰 소리를 친다
● 새로운 것에 겁을 낸다
● 혼자 있기 싫어한다
● 소화기가 약한 지식인 타입
● 오른쪽이 약하다, 가스가 차고 배가 팽팽해지고 방귀를 뀐다
● 소화불량 등 산성의 증상
● 단 것을 좋아한다.
● 조이는 옷을 입으면 배가 아프다
● 귀 뒤의 아토피, 피부가 건조한 것 같다
● 간장, 신장의 문제

장소

소화기계, 비뇨기계, 오른쪽, 오른쪽에서 왼쪽, 뇌, 폐, 간장, 신장, 피부

악화

옷의 압박, 열기, 식사, 깨었을 때, 오후 4~6시 사이, 누가 자신을 달래준다, 책임, 시험 전, 사람들 앞에서

호전

따뜻한 음료, 방귀, 방뇨, 단 것, 움직인다, 바깥공기

케이스

(42세, 재판관) 조정에 나갈 때마다 잘 할 수 있을지 불안해하면 배가 아파 화장실에 자주 가고 싶어진다. 오랫동안 이 일을 하고 있는데도 늘 긴장을 많이 해서 고민이다. 막상 조정에 나가면 괜찮은데, 아무도 내가 이런 고민을 가지고 있는지 모를 것이다. 솔직히 사람을 재판한다는 것 자체에 의문을 품고 있고 자기자신에 대해 자신이 없다. 나이가 들수록 중요한 자리를 맡게 되어 책임감에 시달리고 있다.

> **Lyc. 30C × 10일간 (밤)**
>
> **결과** 어렸을 때 부모한테 야단을 많이 맞거나, 자기는 아무것도 할 수 없다는 생각에 괴로웠던 기억이 떠올라 기분이 나빴다. 하지만 긴장을 많이 하고 화장실을 들락거리는 일이 줄어들었다. 재판관 일도 평등을 제일 중요하게 여기면 매우 좋은 일이라는 생각을 하게 되었다.

(10세 남자아이, 야뇨증) 밤에 오줌을 싼다. 오늘도 형들이 있는 앞에서 엄마한테 혼났다. '왜 오줌을 싸냐?', '오늘 밤은 안 싸려고 자기 전에 몇 번이나 화장실에 갔는데 싸버렸다. 나는 못난이야, 형들은 나를 바보라고 하지, 엄마도 날 싫어하나봐.' '어머니, 혼을 내지 말고 편안한 마음으로 지켜보세요. OO군, 이것은 자신감이 생기는 사탕이에요. 이걸 먹으면 원하는 게 반드시 이루어져요.'

Lyc. 30C × 5일간 (아침/밤)

결과 시험이나 운동회 전날이면 꼭 밤에 오줌을 쌌는데 지금은 안 그렇다. 게다가 성적도 올라 기뻐한다.

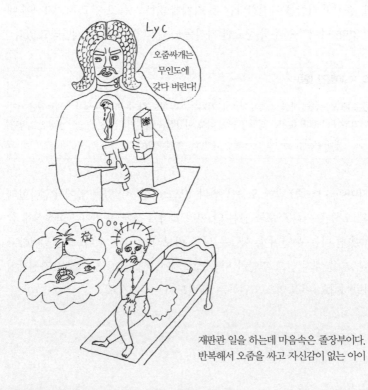

재판관 일을 하는데 마음속은 졸장부이다.
반복해서 오줌을 싸고 자신감이 없는 아이

Mag-phos (Mag-p.)

마그네시아 포스포리카 / 인산마그네슘 / 광물

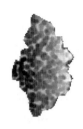

테마
자신을 가지고 가끔은 화를 낼 수 있다

본질

Mag과 Phos의 혼합은 신경이나 근육에 적합합니다. 신경에 통증이 있는 사람은 쉽게 짜증을 내고 늘 불만에 차있습니다. 원래 Mag의 사람은 화를 내거나 폭력을 싫어하기 때문에, 되도록 화를 안 내고 폭력적이지 않도록 노력합니다. 그러나 화를 낼 수 없으면 통증이 시작되면서 억눌렸던 분노가 올라옵니다.

Mag-p.의 사람은 통증에 매우 약하고 신경이 예민합니다. 그리고 늘 평화로운 인간관계를 바랍니다. 싸움은 하지 말고, 가족이나 연인 사이에는 헤어지는 일이 없기를 바라면서 고민합니다. 그러나 평화에 얽매여 싸움을 부정하거나 억압해도 현실에서는 바람대로 되지 않기 때문에 그것이 분노로 나타납니다.

생글생글 웃고 좋은 사람이 되려고 하지만, 결국은 자신을 지키기 위한 것이고 웃음 아래에는 분노가 있을 수도 있습니다. 그리고 분노가 쌓이면 통증이 더욱 심해집니다.

큰 특징
● 모든 통증(두통, 근육통, 심한 생리통, 배앓이, 신경통, 치통, 수술 후의 통증)
● 날카롭게 찌르는 통증(쥐가 난다, 경련) 심한 통증이 따르는 장딴지 경련
● 배가 당긴다

특징

- 섬세하고 신경질
- 늘 아프다고 한다
- 추위를 타지만 바깥공기는 괜찮아한다
- 갑작스러운 발작
- 통증이 방사형으로 퍼진다
- 통증이 없다가 있다가 한다
- 배가 당긴다
- 혀가 붓는다
- 백일해
- 찬물을 찾는다

장소

신경(특히 얼굴, 머리), 근육, 오른쪽

악화

냉기, 밤, 이불을 안 덮는다, 누가 만진다, 피로, 오른쪽, 우유

호전

열, 뜨거운 목욕탕, 마찰, 강하게 누른다

케이스

(22세, 생리통) 생리통이 너무 심해 진통제 없이 못 지낸다. 생리 때는 멀미가 나기도 한다. 화장실에 갈 때도 배가 아파 허리를 구부리고 간다. 몸이 차가워 일회용 손난로를 허리에 대면 좀 나아진다. 통증이 심할 때는 한숨도 못 잔다.

> Mag-p. 30C × 생리 시작 3일 전부터 하루에 한번(밤)
> **생리가 시작하고 또 아플 때**
>
> ──────
> **결과** 원인이 생각났다. 무리한 다이어트를 한 뒤 생리가 끊어졌다가 다시 시작했을 때부터 생리통이 심해졌다.
> *우리 몸에 마그네슘이나 인이 부족해지면 근육이나 신경이 예민해집니다. 그럴 때는 보리나 콩 같은 잡곡, 씨앗류를 더 먹읍시다.

(1세, 배앓이) 엄마젖을 떼고 이유식이나 우유를 먹기 시작했는데, 배가 아파 배를 누르면서 운다. 배도 팽팽하다. 소화가 잘 되지 않아 가스가 많이 나오고, 변에서도 냄새가 많이 난다. 이가 나오기 시작해 그런지 자꾸 손을 입에 넣는다. 짜증을 내면서 울고 안 잔다.

> Mag-p. 30C × 5일간(아침, 밤)
> **우유를 그만 먹이라고 했다**
> ──────
> **결과** 배앓이도 횟수가 줄어들고 잘 잔다. 많이 웃는다. 이도 잇몸에서 조금 나왔다.

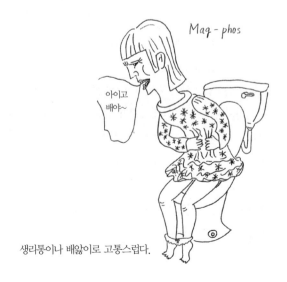

Mag - phos

아이고
배야~

생리통이나 배앓이로 고통스럽다.

Merc−viv (Merc.)
머큐리우스 바이버스 / 수은 / 광물

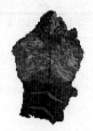

테마
자신에게 거짓말을 하지 않는다

본질

수은은 광물인데 액체 상태입니다. 성격도 그것을 반영해서 종잡을 수 없고, 지겹게 변명을 하거나, 거짓말을 하고 도망치는 사기꾼입니다. 정보전달도 잘 하고 머리가 잘 돌아가는 사람입니다. 그러나 정보를 자기 사정에 맞게 바꿔 거짓 소문을 낼 수도 있습니다. 다른 사람은 모두 적이고, 자신이 먼저 하지 않으면 남한테 당한다는 생각이 강합니다.

수은은 쉽게 분노하는 젊은이들과 관계가 있는 것 같습니다. 입 속에 아말감을 많이 넣었거나, 예방접종 방부제로 수은이나 알루미늄을 썼기 때문입니다. 이런 것들이 아이들의 몸에 들어가면 몸도 마음도 빨리 성숙해 어릴 때부터 나쁜 짓을 하는 경향이 강해집니다.

Merc.는 림프선이 붓거나 중이염을 자주 앓거나, 계속 설사를 하거나, 더위나 추위에 민감한 사람, 알레르기가 있는 사람들에게 적합합니다. 알레르기는 몸 안의 문제가 해결되지 않았음을 뜻합니다.

큰 특징
● 구내염이나 잇몸 염증의에 최고 레메디
● 귀, 코, 목의 염증

- 이하선염
- 설사
- 궤양
- 냄새가 나는 농
- 땀을 많이 흘린다, 식은땀
- 크론병
- 여러 알레르기

특징
- 더위와 추위를 잘 타는 인간온도계, 안정되어 있지 않다
- 림프선 등이 붓기 쉽다
- 중이염
- 분비물이나 숨에서 냄새가 나고 가끔 피가 섞여 나온다, 침이 많이 나온다
- 수은 중독, 이를 치료한 뒤(아말감의 해)
- 입내가 강하다, 금속의 맛, 냄새를 못 맡는다
- 늘 벌벌 떨고 주변 사람들을 적으로 느낀다
- 목이 마르고 찬물을 찾는다
- 곱슬거리고 쉽게 엉키는 머리카락
- 눈에 화끈거리는 눈꼽이 낀다, 결막염, 시야에 검은 점이 보인다
- 매우 폐쇄적이고 늘 짜증과 화를 낸다
- 해를 보면 재채기가 나온다(=Nat-m.)
- 칼 종류를 무서워한다
- 진실을 말하지 않는다
- 빨리 성숙한 아이

장소

침, 편도선, 목, 림프선, 혈액, 간장, 신장, 귀

악화

밤, 침대 속, 발한, 극단적인 기온

호전

온화한 기후, 휴식

케이스

(35세 여성) 왼쪽 귀가 잘 안 들린다. 가끔 설사를 한다. 몸이 무겁고 식은땀을 흘린다. 머리카락이 많이 빠진다. 기온 차이 때문에 감기에 잘 걸리고 림프선이 붓는다. 이웃집에서 문을 열고 닫는 소리가 신경 쓰이고 죽이고 싶을 정도로 화가 난다. 사람을 싫어하고 믿지 못한다. 코가 항상 간지럽다. 입내도 심하다. 더운 여름이 온다 생각하면 기운이 빠진다. 어깨가 뻐근하고 이가 아파 머리까지 지끈거린다. 태양, 꽃가루, 생선, 고기 알레르기가 있다.

Merc. 6C × 10일간(밤)

결과 림프선이 붓고 귀에서 노란 농이 많이 나왔다. 배가 아프지는 않은데 3일 동안 설사를 했다. 물을 한꺼번에 많이 마시는 일이 줄었고, 위에 물이 차는 느낌은 없어졌다. 전체적으로 좋아졌다. 땀에서 냄새도 덜 나는 것 같다. 이에 박았던 봉이 빠져 치료를 받고 있다. *이에 박은 봉(아말감)에는 수은이 들어 있습니다.

Merc. 30C × 10일간(밤)

(5세 남자아이) 중이염을 자주 앓는다. 편도선에 염증이 있어 아데노이드를 복용하고, 편도선을 수술로 잘랐다. 코가 막혀 냄새를 맡을 수 없다. 코맹맹이 소리로 말한다. 고열이 자주 난다. 미끈거리는 땀이 난다. 생선이나 새우 알레르기가 있어서 먹으면 입술이 붓는다.

Merc. 30C × 5일간(밤)

결과 고열이 나고 모든 구멍(코, 귀, 눈, 입)에서 노란 농이 나왔다. 병원에 가려고 했지만 선생님이 말한 게 생각나서 2일 동안 기다렸더니 열은 내려가고 지금은 콧물만 나온다. 이비인후과에 가서 진찰을 했는데, 고막이 자연스럽게 찢어졌고 농도 깨끗하다고 한다.

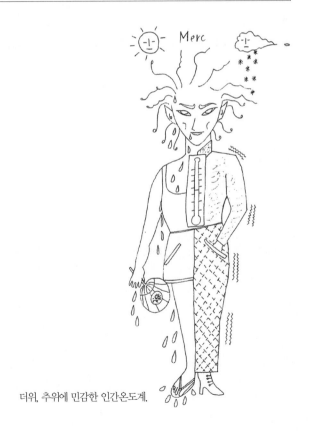

더위, 추위에 민감한 인간온도계.

Mixed pollens

믹스 폴렌 / 꽃가루 혼합 / 식물

본질

모든 식물의 꽃가루 알레르기 증상과 예방에 적합한 레메디입니다.

특징

- 가렵다
- 눈이 화끈거리고 눈물이 난다(Euphrashia, Allium-cepa, Nat-m. 참조)
- 재채기
- 쌔근거리는 호흡
- 콧물과 코막힘
- 입냄새
- 코와 입이 가려움

Nat-mur (Nat-m.)

나트륨 뮤리아티쿰 / 암소금 / 광물

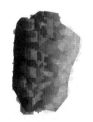

테마

인생은 슬픔과 고통만 있지 않다는 것을 안다

본질

상처를 잘 받고, 남의 말이나 태도 때문에 깊이 고민합니다. '더 이상 상처 받기 싫어, 내가 뭘 잘못했다고!' 이런 생각을 말로는 하지 않으면서 입을 내밀고 한 군데만 뚫어지게 바라보며 눈빛은 흐릿합니다.

얼굴의 표정은 12종류의 뇌신경으로 조절이 됩니다. 슬픔은 얼굴의 주름을 만들고 피부를 당기고, 눈에서 빛을 빼앗아갑니다.

누구나 살아가면서 나쁜 감정이나 트라우마 때문에 고생을 합니다. 그 속에서 고통을 표현하지 못하고 비관하는 사람에게 Nat-m.가 필요합니다. Nat-m.의 사람은 어머니를 챙기고, 어머니를 위해 모든 것을 하려고 합니다. 어머니가 '나는 힘들고 고통스럽다'라고 하면 아이는 어머니를 위해 뭔가를 해야 한다고 생각해, 정작 자기가 하고 싶은 것을 하지 못하고 어머니를 위해 희생합니다. 이러한 아이들에게 Nat-m.이 필요합니다.

이렇게 어머니와 아이의 강한 관계 속에 아버지는 낄 자리가 없습니다. 아버지가 어머니한테 폭력(언어폭력 포함)을 저질렀을 때, 어머니는 아이한테 '괜찮다, 부부는 싸움을 하는 것이야'라고 웃으면서 이야기를 해주세요. 그렇게 하면 Nat-m.의 사람은 줄어들 것입니다.

큰 특징

- 입술 포진, 열이나 감기 때문에 나오는 발진에 최고 레메디
- 오랜 슬픔(예전에 겪었던 실연이나 실망, 이별, 하지만 올 수 없었다)
- 비염
- 편두통으로 눈 위나 이마가 아프다
- 목(갑상선 이상)
- 다운증후군

특징

- 상처받기 쉽고 슬픔에 쌓여 있다
- 절대 남의 동정을 요구하지 않고 아무한테도 고통을 이야기하지 않는다
- 남 앞에서 울지 않는다, 슬픔을 마음에 담고 있다
- 고독하고 과거의 추억에서 사는 것을 좋아한다, 자기한테 불만을 말한다
- 목이 말라서 물을 많이 마신다
- 마른 느낌이 있는 증상, 입술 건조
- 분비물은 흰자 같다
- 물집, 붓기, 배뇨, 배변 부족
- 소화불량, 영양부족으로 쇠약, 속쓰림
- 눈꼽이 낀다
- 두통
- 성관계 중 통증, 월경 전 통증
- 소금을 좋아한다
- 여드름과 아토피
- 환자를 돌봐주거나 신경을 쓰는 사람
- 쉽게 바람을 피는 사람

장소

마음, 심장, 영양(뇌, 혈액, 근육)

악화

열, 태양, 주기적인 것, 동정을 받는 것, 오전 9~11시, 생리 전, 체력 소모

호전

바깥공기, 배변, 발한

케이스

(28세 여성, 회사원) 연애를 제대로 할 수 없다. 쉽게 상처 받는다. 어릴 때 부모가 이혼을 했다. 그 뒤 어머니는 갑상선 이상이 되었고, 외동딸인 자기가 학교를 다니면서 엄마를 돌봤다. 아빠는 어떻게 되었는지 모르겠지만 알콜중독자였다. 아버지와 일찍 헤어져서 그런지 나이 든 사람이 좋지만, 성관계를 하기는 싫고 그냥 머리만 쓰다듬어주기를 원한다. 술을 마시면 폭력적이 된다. 생리 전이면 짜증이 나고 싸우고 싶다. 발이 붓고 편두통이 있다.

> ① Nat-m. 30C × 10일간(아침/저녁)
> ② Nat-m. 200C × 3일간(밤)
>
> **결과** 레메디를 먹기 시작하면서 자기가 불쌍해 자주 울었다. 나이 든 엄마 생각을 하면 가슴이 아프다. 길을 가다가 지팡이를 짚고 걷는 노인을 보면 눈물이 나고, 길에 핀 꽃을 봐도 눈물이 나고… 눈물이 멈추지 않는다. 사귀던 아저씨하고는 헤어질 생각. 비슷한 나이의 사람과 연애를 하고 싶다.

(2세 반 남자아이, 출생체중 2.5kg) 말을 안 한다. 걷지 않는다. 변비 기운이 있다. 결혼을 하자마자 바로 임신을 해서 남편과 의논해 낙태를 할까 생각도 했지만, 병원에서 아이를 안고 있는 여성을 보고 낳고 싶어졌다. 하지만 남편은 아이를 낳을

때까지도 출산을 싫어했다. 아이가 울면 어쩔 줄을 모르고 아이한테 화를 낸다. 남편은 다른 여자가 생겨 집을 나갔다. 집은 점점 어두워지고 아이랑 못 놀아준다. 내가 아이와 안 놀아줘서 아이가 말을 못 하는가?

*뱃속의 아이는 어머니가 자기를 낙태하려고 한 것을 알고 있어 사랑을 받지 못하고 버려졌다고 느끼는 경우가 많다.

아이에게	① Nat-m. 30C × 7일간(저녁)
	② Nat-m. 200C × 3일간(밤)
엄마에게	① Nat-m. 30C × 10일간(아침/저녁)
	② Nat-m. 200C × 3일간(밤)

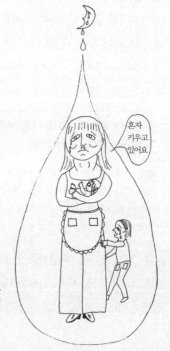

일부러 고난을 선택하고 깊은 슬픔을 감추고 있다. 슬픔의 달(Luna)과 닮았는데 암소금의 본성은 태양이다. 갑상선이 부어 있다.

Nux-vomica (Nux-v.)
넉스 보미카 / 마전자 / 식물

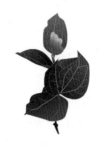

테마
돈이나 물질보다 깊은 인간관계를 소중히 여긴다

본질

Nux-v.는 격정적인 사람에게 맞습니다. 왜냐하면 Nux-v.에 들어 있는 스트리크닌이 뇌 속의 신경을 흥분시키기 때문입니다. Nux-v.의 사람은 성급하고 폭탄 같은 사람입니다. 자기 생각대로 안 되면 광분하고 폭력을 씁니다.

음식이나 물건, 돈, 명예 등 모든 걸 많이 갖고 싶어하고 그것을 얻기 위해 열심히 일합니다. 경쟁심이 강하고 늘 자기가 최고가 되고 싶습니다. 쉽게 흥분하고 짜증을 내는 버릇은 자극물(담배, 술, 마약, 민트, 카레 등)을 많이 접한 부모에게 태어난 아이의 특징입니다. Nux-v.의 아이는 Cuprum 같이 무서우면 경련을 일으키기 쉽습니다. 잘 먹고 움직이지만, 잠은 잘 못 잡니다. 그래서 간장이나 위장에 문제가 생깁니다. 체형은 대체로 말랐습니다. 다른 사람의 잘못을 찾거나 자기 목적을 향해 달리다가 방해하는 사람이 있으면 치고 갑니다. 돈이 없어지는 것을 무서워하기 때문입니다.

큰 특징

- 과식, 과음, 숙취(간장의 레메디)
- 딸꾹질, 경련
- 소화불량, 변비

- 배앓이
- 몸 속의 독: 해독 (Sulph.-징, Nux-v.-간장)
- 기가 세고 쉽게 화를 낸다

특징

- 야심가 스타일로 일이든 놀이든 열심히 해야 한다
  (하지만 회사를 위해서 하는 것이 아니라 자기를 위해서 한다)
- 책임감이 강한 반면, 호전적이고 남의 실수를 못 봐준다
- 담배, 커피, 술 등의 자극물을 좋아한다
- 짜증을 내고 질투심이 강하다
- 바깥 자극에 과민 반응을 한다(소리, 빛, 냄새)
- 신경질로 긴장을 하기 쉽다, 소화기관이 약하다
- 몸이 차갑다
- 토하면 좋아지지만 쉽게 토하지 못한다
- 싸움을 쉽게 걸고 항상 급하다
- 큰 집이나 차를 갖고 싶어한다
- 태양이나 술로 두통이 온다
- 치질
- 배변을 하고 싶어서 화장실에 가는데 안 나온다

장소

소화기관(간장, 위, 장), 정신, 신경, 호흡기계

악화

새벽, 차가운 공기, 커피, 술, 식사, 자극물, 오후 4시

호전

배설, 구토, 옆으로 눕는다, 따뜻한 음료, 우유, 습기

케이스

(28세 남성, 청년실업가) 인터넷 통신으로 컨설턴트를 한다. 밤낮 없이 일한다. 소화가 잘 안 되고, 설사와 위통이 있으며 잠이 부족해 멀미가 난다. 아침에는 이만 닦아도 멀미가 난다. 목과 어깨가 아프고, 혈압이 높지 않을까 걱정이다. 늘 급하게 다닌다. 일을 잘 못하는 사람이나 머리가 나쁜 여자를 싫어한다. 많은 여자를 만나고 싶기 때문에 결혼 생각은 없다. 우는 여자는 싫다. 뒤끝이 안 좋은 것을 싫어한다.

① Nux-v. 30C × 7일간(아침)
② Sulph. 30C × 7일간(밤)
결과 몸이 무거워 이틀 동안 누워 있었다. 하지만 담배와 술이 줄었다. 또 한번 레메디를 주었다.
Nux-v. 200C × 3일간 (밤)
결과 덜 먹고 덜 마신다. 초조감이 줄고 혈압도 떨어졌다. 물욕과 성욕이 줄어든 것 같아 이상하다.

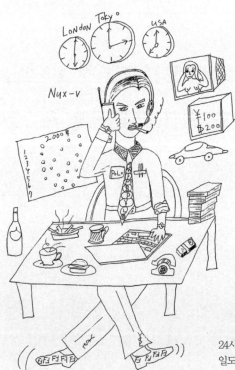

24시간 싸우는 회사원.
일도 여자도 담배도 술도 열심이다.

Passiflora (Passi.)

패시플로라 / 시계풀 / 식물

본질

자연의 정신안정제, 수면제처럼 사용됩니다. 진정을 시킨다기보다는 정신을 느슨하게 하여 서서히 잠이 들도록 도와줍니다. 연령에 관계 없이 사용할 수 있고, 밤중에 몇 번이고 깨는 경우에는 반복 사용할 수 있습니다.

원료는 패션플라워, 시계풀이라고도 하는 식물로서, 원산지는 북미 남부로부터 중남미에 걸쳐 있는 다년초 넝쿨식물입니다. 이 식물의 꽃은 둥근 시계 모양입니다. 패션플라워의 passion이라는 말에는 열정, 격정, 짜증, 분노라는 의미가 있습니다. 그리고 순교와 수난이라는 의미도 있습니다. 16세기 남미에 건너간 예수회 수도사들은 이 꽃의 모습이 예수의 십자가를 상징한다고 생각해 숭상했다고 합니다. 그리스도의 수난과 열정, 짜증, 격노 모두 긴장의 극점입니다. 잠이 필요한 부교감 신경모드와는 정 반대이지요. 이런 긴장된 에너지를 갖는 패션플라워가 그런 상태를 어루만져준다, 즉 유사의 법칙인 것입니다.

세계 여러 나라에서 정신을 안정시키는 작용을 인정 받아 약용 허브로 이용하고 있습니다. 정신적 긴장이 심해서 잠을 못 자는 사람에게 도움이 됩니다.

특징

● 불안해서 잠을 못 잔다, 오늘 일어났던 일을 계속 생각한다

● 밤에 울부짖으며 잠을 못 자는 아이

● 이가 새로 날 때처럼 짜증이 나서 잠들 수 없는 아이

● 불안, 불면

A

● 울보, 칭얼거리는 아이, 역아
● 성격이나 질병의 상태가 쉽게 변한다
● 소화불량
● 아이의 병(홍역, 풍진, 수포, 볼거리, 예방접종의 부작용, 귀의 통증)

A
B
C
D
F
G
H
I
K
L
M
N
P
R
S

Phosphorus (Phos.)

포스포러스 / 인 / 광물

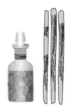

테마
세상은 즐겁고 아름답지만은 않다는 것을 안다

본질

Phos.는 몸과 마음이 민감하고 분위기를 잘 느낍니다. 때로는 분위기에 빠져 에너지를 다 써버립니다. 그렇게 되면 반짝반짝 빛나는 Phos.가 아니고, 다 타버리고 남은 재 같이 됩니다. 정보가 많은 것도 Phos.를 피곤하게 합니다. 그들은 마치 자기를 지키는 아우라가 없는 것 같이, 필요하지 않은 것까지 흡수를 해서 어려운 상태입니다.

영매 체질이고, 아름답거나 신비한 것에 대해 깊이 들어가 현실에서 떨어진 생활을 하고 싶어합니다. 태풍 같이 격한 날씨에도 반응을 하고 특히 번개(빛)를 무서워합니다. Phos.의 사람은 외국어를 빨리 습득하거나 모르는 사람을 쉽게 사귀어서 사교적이고 좋은 면도 있지만, 이것은 불꽃처럼 오래 가지 않습니다.

큰 특징
- 상냥하고 동정적인 성격
- 걱정이 많고 과민
- 설사, 부드러운 변 혹은 단단한 변
- 인두염, 폐렴, 위장염
- 뼈가 약함

● 주기적인 출혈(코피)

특징

● 모든 세포의 기능을 높인다
● 키가 큰 아이의 근본 레메디
● 상냥하지만 쉽게 흔들리고, 남의 문제를 자기 문제처럼 생각해 피곤해한다
● 이것저것 관심을 갖고 영향도 받다가 완전히 피곤해진다
● 사람에 대한 경계가 없다
● 걱정이 많고 공포심이 강하다(귀신이 나올 것 같아 어두운 곳을 싫어한다)
● 저혈당, 당뇨
● 기침이 잘 나오고 목소리가 쉰다
● 차가운 음료나 아이스크림, 매운 음식을 좋아한다
● 뜨거운 것을 싫어하고 목이 쉽게 마른다, 타는 것 같은 통증
● 뼈의 통증, 위의 통증, 출혈이 잘 멈추지 않는다

장소

신경, 폐, 순환계, 심장, 혈관, 뇌, 뼈, 골수, 장, 점막, 왼쪽, 왼쪽 하부, 오른쪽 상부, 위, 췌장

악화

감정이 올라간다, 왼쪽을 아래로 해서 잔다, 차가움, 세심한 것에 감정이 움직임, 따뜻한 음식, 기후의 급격한 변화, 아침과 저녁, 정신적 피로, 빛(특히 형광등), 냄새, 누가 만지는 것, 번개, 혼자 있는다, 유령을 본다

호전

먹는 것, 잠자는 것, 차가운 음료, 냉수, 상냥하게 만져주는 것

케이스

(32세 여성, 발레리나) 췌장이 나빠 당이 쉽게 쌓인다. 목이 쉬고 위통이 있다. 뼈의 질이 나쁘다고 한다. 한밤에 일어나 물을 많이 마신다. 식은땀이 날 때가 많다. 요 새는 사람을 만나면 에너지가 빠져 나가는 것 같아 피곤하다. 그런데 사람은 좋아 한다. 발레도 좋아하지만 노래 부르는 것도 좋아하고, 옷을 꾸미는 것도 좋아하는 데 몸이 안 따라준다.

> ① 뼈보호제 × 1병(33일간 아침)
> ② Phos.6C × 14일간 (밤)
> ──────
> **결과** 한밤중에 일어나서 물을 많이 먹는 일이 없어졌다. 발레만 열심히 하겠다고 결심을 내려 마음 이 편안해졌다.

(7세 남자아이) 코피가 자주 나고, 일단 나오면 잘 멈추지 않는다. Arn.를 주어도 일시적으로만 좋아진다. 몸이 괜찮을 때는 춤을 추거나 노래도 부르는데, 밤이 되 면 겁이 많아져 혼자 화장실에 못 간다. 특히 벼락이 떨어지면 이불 속에서 떨고 있 다. 아이스크림을 좋아해서 겨울에도 먹는다. 그래서 감기에 걸려 목이 쉰다.

> **Phos. 200C × 3일간**
> ──────
> **결과** 코피는 안 나온다. 지금은 '어린왕자'에 푹 빠져서, '왕자는 어디에 갔어? 죽은 거야? 어린왕자 는 혼자 있어? 바오밥나무는 많아져?' 하며 여러 가지를 궁금해한다. 역시나 이 아이는 Phos.의 근 본체질이다.

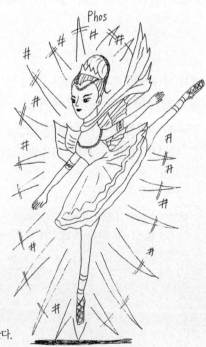

Phos

날씬한고 싱글거리며 빛난다. 퍼포먼스를 매우 좋아한다.

Pulsatilla (Puls.)

펄사틸라 / 할미꽃 / 식물

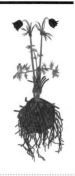

테마

영혼이 성장하기 위해서는 혼자 걸어가야 한다는 것을 안다

본질

　자립에 실패한 사람의 레메디입니다. 과거에 좋지 않았던 일들 때문에 소심해지고 자기 힘으로 걷지 못하게 된 사람입니다. 그래서 누군가가 자기를 받쳐주기를 바라고, 믿음이 가는 사람에게 강한 매력을 느낍니다. 누군가가 돌봐줘야 합니다.

　어머니에게서 처음으로 떨어져 유치원에 다니기 시작한 아이는 감기에 걸리기 쉽고 귀에 염증을 만들어내고 피부에는 발진을 만듭니다. 이것은 모두 Puls.의 증상입니다. 아이라면 한 번은 통과해야 하는 시련입니다.

　그러나 Puls.를 모르는 부모는 약으로 계속 증상을 억제하면서 약에 의존합니다. 원래 이 증상을 자연치유력으로 넘어가게 해주면 혼자서 걸어가는 힘을 키울 수 있습니다. 그래서 약에 의존하는 것은 이 작업을 못하게 하는 것이고, 마음의 의존뿐만 아니라 몸의 의존을 만들어 냅니다. 그래서 아이들은 독립심을 가지고 뭔가를 해내지 못하게 됩니다.

　많은 불안과 공포심으로 쉽게 좌절하는 사람에게는 Puls.입니다.

큰 특징

● 아이의 귀 염증에 최고 레메디
● 아이들이 걸리는 병(홍역, 풍진, 수두, 예방접종의 해)에 최고 레메디

- 사춘기의 레메디
- 성격이나 병의 증상이 자꾸 바뀐다
- 소화기계의 장애
- 알콜의존증
- 홍역을 앓고 나서 몸이 안 좋음
- 잘 우는 아이의 근본 레메디
- 뱃속 태아가 거꾸로 섬

특징

- 기분이 쉽게 바뀌고 울보
- 부모 곁을 못 떠나는 아이
- 독립적이지 못하고 종속적, 버려졌다고 생각한다
- 사람을 기쁘게 하려고 한다, 사람의 관심을 끌고 싶다, 친구를 갖고 싶다
- 종교심이 강하고 성관계를 거부하는 경우도 있다
- 목이 안 마르다
- 분비물이 무색이나 연두색 비슷함
- 얼굴이 쉽게 빨개진다
- 천식
- 관절염
- 생리 불순

장소

정신, 감정, 정맥, 고막, 혀, 위, 장, 여성생식기, 비뇨기, 호흡기, 오른쪽, 심장

악화

따뜻함(공기, 방, 음식, 음료, 잠자리), 참다, 밤, 휴식, 움직이기 시작, 바람, 습한 공기, 바람이 잘 안 통하는 곳, 푸짐한 식사, 사춘기, 임신, 혼자 있는 것

호전
추위, 신선한 공기, 차가운 음료, 음식, 운다, 목욕, 자기를 지켜주는 사람과 같이 있다

케이스
(3세 여자아이, 이염) 추운 날 밖에서 놀고 나면 꼭 이염이 되고 고막이 터진다. 노란 고름이 나온다. 엄마는 아이를 업고 집안일을 해야 한다. 얼마 있으면 어린이집에 가야 하는데 아이가 잘 적응할 수 있을까? 요새는 천식 같은 기침도 시작했다. 아이인데도 성기에서 노란 분비물이 나온다.

> **Puls. 30C × 7일간(아침/ 밤) *급성이염일 때는 30C를 한시간마다 반복**
> *Puls.의 근본 체질 아이는 진정한 의미의 탯줄이 아직 끊어지지 않은 것이다.

(14세, 생리통) 13세에 생리를 시작하고 계속 생리통이 있어서 고민이다. 생리통이 심할 때는 관절도 아프다. 성격은 부끄러움이 많고 외로움을 탄다. 아플 때는 어린애처럼 잘 운다. 자주 기분이 바뀐다. 학교에서는 동생들을 잘 돌봐주는 상냥한 언니라는 말을 듣는다.

> **Puls. 30C × 10일간(밤)**

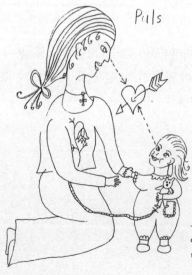

Pills

부모를 떠나지 못하는 아이와
아이를 떠나지 못하는 부모.
탯줄이 붙어 있는 느낌. 사랑스럽고 예쁜 아이.

Rhus-tox (Rhus-t.)
러스 톡시코덴드론 / 덩굴 옻나무 / 식물

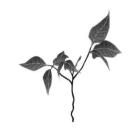

테마
너무 바쁘게 지내면 자신의 본질을 볼 수 없다

본질

Rhus-t.는 차갑고 습한 기후에서 악화되고, 염좌(인대나 근육이 외부 충격으로 늘어나거나 찢어지는 것)나 허리 접질림에 매우 좋은 레메디입니다. 출산의 트라우마가 있는 아이는 가만히 있지 못하고 잠을 깊이 못 잡니다. 이렇게 되는 가장 큰 원인은 난산에 있습니다. 오랜 시간 걸려 어렵게 태어난 아이는 현저하게 체력이 떨어져 엄마 몸 밖으로 나와 체온이 빼앗기면 차가워집니다. 또 아이는 질 안을 돌아가면서 태어나는데, 이 과정이 어려웠던 경우도 Rhus-t.의 아이가 됩니다.

움직이면 좋아지는 게 Rhus-t.의 특징인데, 이것은 혈액순환이 좋아지면 호전되고 차가워지면 악화되기 때문입니다.

Rhus-t.의 사람은 마라톤보다는 요가나 태극권을 해야 하는데, 천천히 움직이는 것에는 만족하지 못합니다. 오히려 몸이나 마음을 편안하게 쉬고 있으면 병에 걸립니다. 늘 치밀하고 초조한 마음으로 어떤 일이든 열심히 합니다.

큰 특징

- 염좌와 접질림에 최고 레메디
- 근육 통증과 뻐근함, 굳어짐, 류마티즘
- 큰 관절(허리, 어깨, 목)

- 수두, 헤르페스, 홍역, 독감
- 아토피(빨간 두드러기와 가려움증)

특징

- 처음에 움직일 때는 쥐가 나는 것 같이 아프지만 계속 하면 좋아진다
- 매우 가렵고 긁으면 짓물이 나오는 발진
- 늘 운동을 하고 싶다
- 몸을 쭉 펴고 싶다
- 쉬면 병에 걸린다
- 두통, 어깨 뻐근함, 목이 굽은 사람, 타박
- 가만히 있지 못하고 밤이 되면 불안해진다
- 내면적으로 매우 불안하고 전신이 굳어 있다
- 극도로 불안해서 들에서 큰소리로 외치고 싶다
- 발열과 감기
- 우유를 좋아한다

장소

피부, 분비계, 신경, 척추, 오른쪽, 왼쪽 상부, 오른쪽 하부, 림프선, 골막, 뼈

악화

습기, 추운 기후, 설거지, 처음 동작, 휴식, 염좌, 한밤중 이후, 과로

호전

격하고 연속적인 운동, 열, 따뜻한 음료, 환부를 계속 움직인다, 위치를 바꾼다

케이스

(45세 남성, 체육 선생님) 어깨가 뻐근함, 요통, 몸이 굳어 있다, 무릎 관절염. 그런데도 일 때문에 몸을 단련시켜야 해서 힘들다. 주말에는 유도와 마라톤을 한다. 명절 때 몸을 쉬면 병이 난다. 고집이 세고 한번 말한 것은 끝까지 한다. 잠 들기까지 오래 걸린다. 아침에 일어나면 몸이 굳어 있다.

Rhus-t. 30C × 10일간(밤)

(10세 여자아이, 팔과 무릎 등 관절 주변의 피부염) 아토피인지 헤르페스인지 그냥 피부염인지 알 수가 없다. 빨갛게 붓고 작은 두드러기가 있고 짓물이 나오고 가렵다. 우유를 좋아하는데 마시면 상태가 더 나빠진다. 수두가 심했다. 가만히 있지 못하고 항상 왔다갔다 움직인다. 비 오는 날을 싫어한다. 맑은 날에는 밖에서 잘 노는데 땀이나 햇볕 때문에 가려워진다.

Rhus-t. 30C × 7일간 (밤)

결과 4일 뒤 무릎 아래, 팔꿈치 아래가 다 짓물러졌다. 심해져서 급하게 연락이 왔다. '이렇게 한번 심해졌다가 좋아집니다. 걱정 마시고 힘내세요.' 2주 후에는 손이나 발끝에만 발진이 남아 있었다.

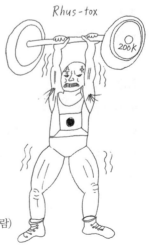

Rhus-tox

올림픽 선수(하루도 쉬지 않고 몸을 훈련하거나 일하는 사람)

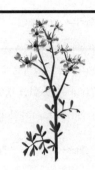

Ruta (Ruta)
루타 / 루타 / 식물

테마
다른 사람이 자기를 넘어 뜨린다는 생각을 없앤다

본질
　'미안합니다'라는 말을 늘 입에 달고 살며, 언제나 자기가 잘못했다고 생각합니다. 다른 사람에 대한 만족감이 없고, 기분이 침울해 자주 웁니다. 발목이나 손목을 쉽게 삐고 움직이면 악화가 됩니다.(Rhus-t.는 그 반대)
　통증이나 마음을 진정시키는 Ruta.의 냄새는 사람을 매혹합니다.

큰 특징
● 건이나 뼈의 통증(염좌, 아킬레스건 부상)에 최고 레메디
● 뼈의 부상
● 작은 관절

특징
● 결막염, 테니스엘보
● 눈을 혹사해 시야가 흐리고 타는 것 같다, 눈의 피로
● 아이를 낳고 나서 질 경련이나 탈장
● 결절종

장소

선유조직(관절, 건, 손목, 발목), 난골, 골막, 자궁, 갈비뼈, 직장

악화

눈의 피로, 추위, 환부를 아래로 눕는다, 앉다, 바람

호전

반듯이 잔다, 따뜻함, 천천히 움직임, 한낮

케이스

(22세 여대생) 올해 대학을 졸업, 취업도 정해졌고, 마지막 스키를 즐기기 위해 스키장에 갔다. 평소에 안 하던 일이고 무리를 했는지 발목을 삐었다. 뼈에 금이 간 것이 아닌가 걱정.

> **Ruta 30C × 1시간마다**
>
> **결과** 힘줄이나 결합 조직은 성장기에 편식을 하거나 무리하게 살을 빼면 영양 부족이 되어서 약해진다. *생야채나 과일, 콩, 씨앗, 간유, 산마 등을 많이 먹읍시다.

(28세 여성, 디자이너) 디자이너인데 바느질도 직접 한다. 재봉틀을 하면 꼭 눈 안쪽이 아프고 두통이 온다. 원래 눈이 나쁜 데다 재봉틀을 하면 눈을 너무 가깝게 대는 경향이 있다. 2년 전부터 손목에 결절종이 나와 있다.

> **Ruta 6C × 14일간 (밤)**
>
> **결과** 결절종이 반 정도 크기로 작아졌다. 눈이 피곤한 것도 많이 좋아졌다. 전에 왼쪽 발목이 염좌되어 1주일 정도 느낌이 있었는데 지금은 괜찮다. * Ruta는 이전에 치유되지 않은 염좌에도 적합합니다.

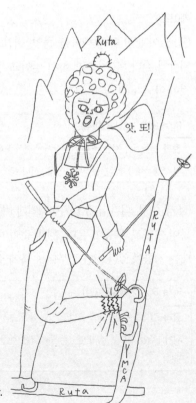

스키 타다가 발목을 접질렀다.

Sanicula-aqua (Sanic.)
사니큐라 아쿠아 / 사니큐라광천수

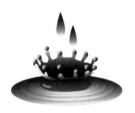

테마

영양 부족

본질

미국 일리노이주에 있는 용수로 만들어진 레메디이고 다량의 나트륨, 칼슘, 암모늄, 규소, 브롬, 염소, 붕소, 인, 중탄산 등이 들어간 독물에서 만들어졌습니다. 이 물이 나오는 주변에 사는 사람들은 구루병이나 만성피로, 악취가 있는 땀이 나와 고민을 하고 있었습니다. 지금은 고속도로 공사로 복개를 해서 Sanic.의 원수(原水)를 들여오지 못합니다.

Silica(Sil.)와 매우 비슷한 레메디지만, Sil.보다는 온화하게 작용합니다.

큰 특징

● 영양 부족

● 소화흡수 부족

● 치즈가 썩는 것 같은 악취가 나는 땀(Sil.)

● Cham. 같이 불만이 있고 기분이 안 좋다. Cham.의 만성판

● 성미가 급하다

특징

● 증상이 여기저기로 옮겨간다, 화를 내다가도 바로 웃거나 기분이 바뀐다

- 찬 우유를 마시고 싶다
- 신 것을 먹고 싶어한다
- 변이 나올 것 같은 데 안 나온다(Sil.)(관장을 해야 할 정도)
- 구토와 설사
- 모유 불감증(소화를 못 시키고 다 토한다)
- 변은 거품이 많고 녹색(Cham.)
- 발에 땀이 많이 나고 생선 썩는 것 같은 냄새
- 늘 뒤를 돌아보며(Kali-brom), 자기 뒤에 누가 있는지 확인한다
- 누가 만지거나 가까이 오면 불안하다
- 무엇을 하고 싶은지 모르겠다
- 장난감을 줘도 금방 관심이 없어지고 짜증을 낸다
- 몸은 차가운데 추운 계절에도 옷을 벗는다
- 바깥공기를 좋아한다
   (이불을 덮으면 바로 뜨거워지고, 안 덮으면 바로 추워진다)
- 오줌이 잘 안 나온다
- 화장실에 자주 가지는 않는데, 가면 많이 나온다
- 주먹을 쥐면 바로 땀이 난다
- 땀으로 피부가 빨갛게 짓물러진다

장소

여성 성기, 경부, 직장, 피부

악화

등 아래쪽으로 손을 걸치거나 감싸는 동작, 차가운 바람(후두부, 경부), 팔을 올린다, 발을 헛디딘다, 진동, 보행, 차 아니면 보트를 탄다, 단식, 차가운 틈새 바람,

습한 날씨, 접촉, 마시다, 식후

호전

머리를 뒤로 젖힌다, 아침식사 후, 배가 부름, 구토, 바깥공기, 따뜻하게 머리를 덮는다, 옷을 벗는다, 한랭, 휴식, 옆으로 눕는다

케이스

(5세 남자아이) 구내염. 혀에 백태가 끼고 침이 줄줄 나온다. 머리에서 폭포처럼 땀이 난다. 발에 땀이 많이 차 신발이 쉽게 망가진다. 가랑이에서 생선 냄새가 나고 축축하다. 어두운 곳을 무서워한다. 뭘 해도 기뻐하지 않는다. 쉽게 싫증을 내고 성미가 까다롭다. 사람이 가까이 오는 것을 싫어한다. 늘 뒤를 돌아본다.

> Sanic. 30C × 5일간(아침/저녁) → 2일 쉬고
> Sil. 9X × 1병(33일간) → 몸이 약해서
>
> **결과** Lach.(혀의 문제, 두꺼운 혀), Antim-crud(사람이 가까이 오는 것을 무서워 한다, 백태,구내염), Sil(땀), Cham(까다롭다, 무엇을 해도 기뻐하지 않는다), Thuja(가랑이의 냄새, 축축함), Kali-borm(뒤를 돌아본다)등 하나하나에 적합한 레메디가 있는데, 전부 들어 있는 것이 Sanic.입니다.

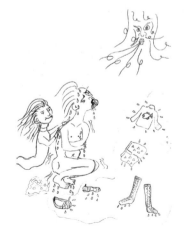

치즈가 썩는 것 같은 악취, 구토와 설사.
발에 땀이 많이 난다. 추운데 옷을 벗고 있다.

Sepia (Sep.)
세피아 / 오징어 먹물 / 동물

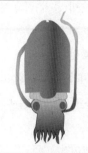

테마
에너지를 다 써버린 듯한 마음

본질

아이가 무엇을 해도 예쁜 시절에서 엄마 말을 안 듣는 장난꾸러기가 되고, 엄마가 조절할 수 있는 범위를 벗어나 엄마 생각대로 안 됩니다. 이럴 때 엄마는 '너는 다리 밑에서 주워 왔으니까 다시 그리로 가자'고 하면서 아이를 협박합니다. 그런 엄마에게는 Sep.가 필요합니다.

엄마는 아이를 돌보고 집안일을 하느라 바쁘게 하루하루를 지내면서 늘 피곤해합니다. 약 20년 동안 아이를 키우는 일이 얼마나 힘든지를 알면, 아무도 아이를 낳을 생각을 안 했을지도 모릅니다.

Sep.는 모든 것이 완벽해야 하기 때문에 아이가 장난감을 늘어놓고 정리를 안 하면 참을 수 없습니다. 여성호르몬이 부족해지면 모성이 사라지고 시야가 좁아집니다. 남편도 아이처럼 피곤하게만 느껴집니다. 밤에는 그냥 쉬고 싶지, 누가 잠자리를 하느냐고 성을 냅니다. Sep.는 육체와 정신, 감정 모두가 정체되어 잘 흘러가지 않습니다.

큰 특징
- 여성호르몬 이상
- 너무 피곤해서 말도 하기 싫고 몸이 무겁다
- 뱃속에 돌이 있는 것 같고 막힌 느낌

- 멀미, 음식을 먹거나 안 먹거나 변동이 심하다
- 생리전증후군(PMS), 갱년기, 피임약 부작용, 생리통
- 임신 중의 문제(머리가 빠진다, 산후우울증)

특징
- 고독, 무관심, 마음을 닫고 우울함, 동정을 싫어함
- 굉장히 피곤하다
- 여성인데도 목소리가 굵어지고 수염이 나온다
- 성관계를 싫어하고 남편이나 아이까지 역겨워진다
- 바쁘게 일하는 것을 좋아하고(여성판 Nux-v.) 살 찌는 게 싫다
- 격한 운동을 좋아한다
- 골반장기탈출증
- 신 음료를 찾는다
- 월경 이상, 질이 건조하고 분비물이 우윳빛
- 피임약을 복용하고 나서 계속 몸이 좋지 않다

장소
왼쪽, 정맥계(여성골반내기관, 문맥), 신경, 피부, 소화기, 간, 신장

악화
차가운 바깥공기, 생리 전 과도한 성관계, 임신, 아침저녁, 생리 중, 식사를 안 한다, 낙태

호전
몸을 심하게 움직인다, 식사, 많이 바쁨, 바깥공기

(38세 여성, 만성피로) 아이가 셋, 할아버지를 돌보고, 넷째를 임신 중이다. 5개월 되었는데 아직도 입덧을 한다. 남편이 자기를 만지는 것을 싫어한다. 아이들은 시끄러워서 싫다. 자기는 집안일도 육아도 열심히 하는데 아무도 자기를 이해해주지 않는다. 엄마라는 게 재미없다. 남자는 밖에서 기분 전환이라도 할 수 있지만 나는? 이제 이 집을 지키는 일에 싫증이 난다. 젊을 땐 자기도 직장여성이었는데….

Sep. 6C × 14일간(밤)
결과 두 살된 아이가 이불 속에서 우는 것을 보니 눈물이 나온다. 자기는 이 아이를 제대로 안아주지 않았다. 지금은 아이들이 예쁘다고 느낀다. 그런데 아직 남편은 싫다.
Sep. 200C × 3일간 (밤)

(28세, 커리어우먼, PMS) TV감독으로 돌아다니는 일이 많다. 휴일에는 헬스장에 가서 운동을 한다. 생리 전이 되면 짜증이 심하고 남자 직원한테 화를 낸다. 모든 것을 완벽하게 하고 싶어서 다른 사람이 잘못하는 것을 참지 못한다. 남자처럼 일한다는 소리를 듣는다. 얼굴도 어깨도 여성스럽지 않다. 생각해 보면 요새 수염이 많아진 것 같다. 생리를 한 번 걸렀다. 일을 지나치게 한다고 자기도 느낀다. 헬스를 하러 갈 기운이 없고 남자친구를 만나는 것도 힘들다. 신 것을 좋아하는데 먹으면 배가 무겁고 돌이 있는 것 같다.

Sep. 6C × 14일간(밤)
결과 산부인과에 가보니 근종이 있다고 한다. 생리가 좀 일찍 오고, 검은 핏덩어리가 많이 나왔다.(몸의 독을 생리로 내보낸다.) 그 뒤에 많이 회복되고 짜증이 줄었다. 휴가를 낼까 생각 중이다.
Sep. 30C × 7일간(밤)

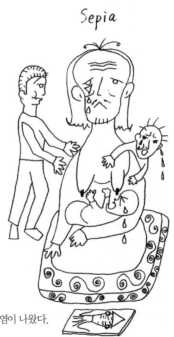

Sepia

생활에 파묻힌 여성.
여성호르몬이 줄고 수염이 나왔다.

Silica (Sil.)

실리카 / 수정 / 광물

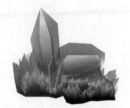

테마
사람의 본래의 목적은 인생을 살아가는 것이다

본질

Sil.는 스스로가 허약하다 생각하고 자기힘의 50%로만 살아가려고 합니다. 하고 싶은 일이 있어도 '나는 몸이 약하니까'라며 쉽게 포기합니다. 자신이 허약하다는 생각이 어렸을 때부터 심어져 그것을 믿고 있는 사람의 레메디입니다. 누구나 자연치유력을 가지고 있고 인생의 고통을 넘어갈 수 있는 힘이 있다는 것을 잊어버린 사람입니다.

Sil.의 사람은 다른 사람이 뒤에서 밀어주지 않으면 자기 껍질에서 벗어나지 못합니다. Sil.는 흐물흐물한 몸을 바로 서게 하고, 약한 마음을 강하게 해주고, 몸속에 들어간 독이나 이물질을 내보낼 수 있게 해줍니다.

Sil.는 안에서 밖으로 향하는 흐름이 있고, 밖에서 안으로 들어오는 이물질을 매우 무서워합니다.

큰 특징
● 몸 속의 이물질(바늘, 가시)을 내보내는 최고 레메디(Sil.는 원심력이 있어 생명력을 강화시키고, 원래 자기의 것이 아닌 것을 밀어내기 때문에 몸에 인공심장판막기나 수술하면서 금속을 넣은 사람은 주의해야 한다)
● 미숙아의 근본 레메디
● 예방접종의 부작용

● 허약한 사람

특징

● 같은 병을 반복해 앓고 고치기 어렵다

● 소화흡수가 나쁘다, 변비

● 추위를 많이 탄다, 뼛속까지 춥다

● 땀이 많이 나고 냄새가 난다(특히 손발)

● 공상을 한다

● 농을 쉽게 만든다

● 소리에 민감함

● 목이 쉽게 마른다

● 자신감이 없고 걱정이 많다

● 마음은 반항을 해도 다른 사람에게 바로 동조한다, 사람에게 의존적이다

● 모든 것이 느리다, 자신의 속도 유지

● 몸 쓰는 것보다 머리 쓰는 것을 좋아한다

장소

신경, 분비물, 영양계, 뼈, 피부, 왼쪽, 오른쪽, 손발톱, 머리카락, 귀

악화

차가운 바람, 틈새 바람, 습기, 우유, 예방접종, 약

호전

몸을 따뜻하게 덮는다, 뜨거운 욕탕, 휴식

케이스

(6개월 남자아이, 허약) 2kg 미숙아로 태어났고 모유를 먹으면 토한다. 감기에 자주 걸리고 귀에서 농이 나오거나 콧물이 나오거나 아무튼 병을 달고 살아서 항생제를 자주 사용했다. 몸이 약해서 예방접종 DPT를 하고 나서 열성경련을 일으켰다. 분유를 먹이고 있는데 설사를 자주 하고(조금씩 이유식으로 바꾸고 있는데 안 먹는다), 정말 손이 많이 가는 아기라서 힘들다.

> **Sil. 30C × 10일간(밤)**
>
> **결과** 3일 정도 발진이 나오다가 사라졌다. 이유식을 많이 먹는다. 귀에서 농이 나오는 것과 콧물이 많이 줄었다. 냄새가 나는 땀도 안 나온다. 조금 큰 것 같다. *Sil.의 아이는 예방접종을 하면 더욱 허약해집니다.

(45세 여성) 발톱에 난 상처가 잘 낫지 않는다. 머리카락이 탄력이 없고 잘 빠진다. 몸이 차가워 겨울이 제일 힘들다. 발꿈치가 갈라져서 안 낫는다. 가끔 성기에서 냄새 나는 액이 나온다. 손도 갈라져 피가 나온다. 소화가 잘 안 되는 것을 먹으면 바로 설사를 한다.

> **Sil. 6C × 14일간(밤)**
>
> **결과** 감기에 걸려 가래와 콧물이 많이 나온다. 발꿈치와 손 갈라진 것은 좋아졌다. 아직 발톱은 다 낫지 않았지만, 검게 변한 발톱 색깔이 좋아지고 있다. 전체적으로 몸이 따뜻해졌다. 조금 더 치료하면 많이 좋아질 듯.

> **Sil. 200C × 3일간 (밤)**

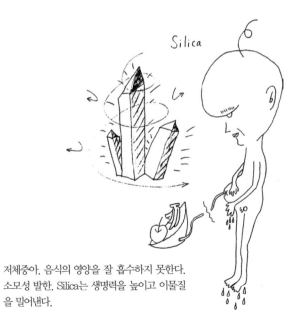

저체중아. 음식의 영양을 잘 흡수하지 못한다.
소모성 발한. Silica는 생명력을 높이고 이물질
을 밀어낸다.

Staphysagria (Staph.)

스타피사그리아 / 참제비고깔꽃 / 식물

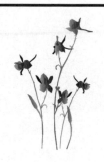

테마

위에서 누르고 있던 뚜껑을 열고 자유롭게 날아간다

본질

　언제나 부당한 대접을 받고 굴욕적인 경험을 하는 것이 Staph.입니다. 야단을 맞거나 위에서 눌려 풀 수 없는 불만으로 가득합니다. Staph.의 사람은 그 불만으로 스스로를 학대합니다. "어차피 나는 이런 놈이야"라고 자기 자신한테 분노합니다. 다른 사람이 시키는 대로만 합니다. 그렇게 되면 목소리가 안 나오거나 요통, 어깨 뻐근함을 느낍니다. Staph.의 사람은 밤에 잠이 안 오고 낮에 졸립니다.

　Staph.는 자기 자신의 일만 생각하는 사람의 레메디입니다. 자신의 문제에만 정신이 팔려 태아에게 관심을 기울지 못하는 엄마들이 있습니다. 그런 엄마 뱃속에서 태아는 낮에 엄마한테 아무리 이야기를 해도 아무 반응이 없어서 자폐증이 되기 쉽거나 자기비하가 강하고 자학적인 아이가 됩니다.

큰 특징

● 굴욕을 느끼거나 자존심이 상했을 때 최고의 레메디
● 분노나 상처를 참고 있다
● 강간
● 출산(제왕절개)

특징

- 억압된 감정, 겉으로는 상냥해 보이지만 내면에 깊은 상처를 입은 사람
- 누군가의 지배 아래 있는데 그것에서 벗어나지 못할 때
- 다른 사람이 자신의 경계를 넘고 들어와 당한 느낌
- 자살의 실패 뒤(특히 칼로 자른 사람)
- "왜 나만? 내가 뭘 잘못했어?"라고 늘 생각한다
- 성적으로 지배당하기 쉽고 자위에 푹 빠진다(마조히즘적인 생각)
- 누가 만지는 것에 민감함
- 다른 사람의 무례에 민감함
- 회음수술 등 수술을 하고난 뒤
- 전립선염, 정소염, 방광염
- 배앓이, 멀미
- 몸이나 마음이 잘려나간 상처

장소

신경, 이, 생식기, 비뇨기계, 선유조직(눈꺼풀, 피부), 분비계, 오른쪽

악화

감정(굴욕, 모욕, 슬픔, 싸움, 억압 등), 차가운 음료, 과도한 성관계, 낮잠 후, 폭력, 수술, 사람 취급을 못 받았을 때

호전

아침식사, 따뜻한 것, 편하게 함, 분노를 분출한다

케이스

(12세, 등교 거부) 얼굴에 아토피가 심해 친구들이 '괴물'이라 부르며 왕따를 시켰

다. 초등학교 6학년 때 자의식이 강해지고 사소한 말에도 예민해지면서 자기가 더 럽다고 생각하고 있다. 엄마한테 분노를 표출한다. "왜 나만 이렇게 어렵게 살아야 하냐"고 운다. 학교에 안 가려고 한다. 이 아이가 불쌍하다. 어떻게 해야 할까요?

Staph. 30C × 7일간(아침/낮/밤)
굴욕이나 분노를 느꼈을 때 복용하도록 200C를 한 병 주었다.

결과 마음이 매우 편안해지고, 놀랍게도 아토피 때문에 얼굴을 긁어대던 것이 줄었다. 지금은 기분 이 좋을 때만 학교에 간다.

(43세 여성, 남편의 폭력) 자상한 남편이었는데 해고를 당하고 부터 술을 먹으면 자기를 때린다. 자기는 왜 이런 사람하고 결혼을 했을까, 그냥 이 사람을 용서할 수밖에 없는 건가… 생각하다가 분노가 올라온다. 어렸을 때 강간을 당한 경험이 있기 때문에 누구보다 자상하고 부드러운 사람이랑 살고 싶어서 남편을 선택했는 데 왜 이렇게 된 것일까? 나의 인생은 엉망이다.

Staph. 200C 복용하고 싶을 때

결과 또 남편이 때리려고 했는데 나도 모르게 반격을 해서 놀랐다. 남편도 순간 겁을 먹었다. 그 얼 굴을 보고 더 용기를 내 "항상 당하기만 하는 것이 아니야"하고 당당히 말할 수 있었다. 이것도 놀 라웠다. 남편도 40대 후반에 갑자기 일자리를 잃어 힘든 것이다. 그의 마음도 조금은 이해할 수 있 지만, 나도 이대로는 안 되겠다고 해서 마음에 있는 것을 토해냈다. 남편에게도 Staph.를 한 알 주 었다.

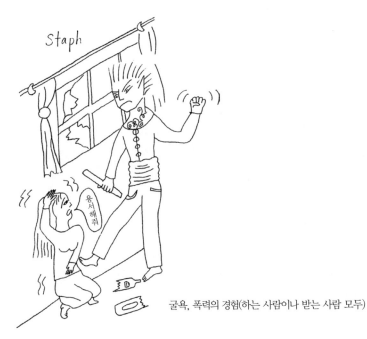

굴욕, 폭력의 경험(하는 사람이나 받는 사람 모두)

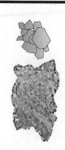

Sulphur (Sulph.)

설퍼 / 유황 / 광물

테마

사랑에 가까워진다

본질

　자기중심적이고 자기가 모든 것을 알고 있기 때문에 무서운 것은 아무 것도 없습니다. 다른 사람을 따르지 않습니다. 왜냐하면 자기가 제일이라는 망상을 가지고 있기 때문입니다. 그 생각이 통할 때는 상관이 없지만, 통하지 않을 때는 불만을 품고 욕을 합니다. 언제나 칭찬을 받고 싶어하는 것이 Sulph.입니다.

　자기는 이 상태가 좋다고 생각하기 때문에 다른 사람 시선을 의식하지 않습니다. 쑥대머리에다 더러운 옷, 다른 사람 보기에는 전혀 가치 없는 것 같은 걸 수집하고 중요하게 생각합니다. 발명가는 대체로 이런 타입입니다. 이런 사람들은 누군가를 사랑하기 어렵습니다.

　부모의 사랑, 남녀의 사랑, 동성애 등 어떻게 보면 Sulph.의 사람은 사랑 자체를 모르는 것 같습니다.

큰 특징

- 피부질환(아토피, 습진, 마른 버짐, 여드름)
- 새벽에 설사, 치질
- 천식, 목의 통증
- 염증, 몸 속의 독(Nux-v.와 함께)

● 장난끼가 많은 아이들의 근본 레메디(Sulph.의 아이는 지저분해 보인다)

특징

● 오전 11시에 배가 고프다, 분비물에서 냄새가 나고 상처가 빨리 안 낫는다

● Sulph.의 아이는 병을 밖으로 내보내는(습진) 경향이 있다

● 단 것, 매운 것을 매우 좋아한다, 배가 고프면 기력이 약해진다

● 몸이 뜨겁다

● 입술, 귓속, 항문이 빨갛다

● 밤에 질식할 것 같다

● 고소공포증

● 바깥공기를 좋아한다, 덥고 숨 막히는 듯한 방은 참을 수 없다

● 철학적, 위대한 사상, 상상력이 풍부하다

● 자기중심적, 규칙에 따르지 않는다, 고집이 세다

● 밝다, 학식이 있음을 뽐낸다, 게을러서 정리를 잘 못한다

● 계란이 썩은 것 같은 트름이나 입내

● 즐거운 꿈을 꾸면서 웃는다, 여러 이미지가 떠오른다, 창작을 잘한다

장소

피부, 소화기계, 순환기계(정맥, 문맥, 복부), 점막, 직장, 정수리, 발바닥, 왼쪽

악화

뜨거운 방, 침대, 목욕, 오전 11시, 새벽, 휴식, 대화, 환경의 변화, 과로, 우유, 발진을 억제한다(약이나 온천으로)

호전

케이스

(6세 여자아이) 겨드랑이, 허벅지, 무릎에 아토피가 있어서 가렵다. 땀이 나면 더 심해진다. 겨드랑이를 좀 보여 달라고 했는데 간지러워서 깔깔 웃으며 보여주지 않는다. 그런데 갑자기 주머니에서 마른 지렁이를 꺼내 보여준다. 피부가 건조해 조금만 긁어도 빨개지고, 피가 나오기도 한다. 너무 많이 먹어서 설사하기도 하고 설사를 하면 항문이 빨갛게 짓무른다. 자기가 좋아하는 것만 하고 공부는 싫어한다. 비가 오거나 바람이 부는 날에도 밖에서 논다.

Sulph　30C × 7일간(밤)

결과 발 디딜 틈이 없을 정도로 지저분한 방이었는데 스스로 버리기 시작했다. 주워 온 돈을 엄마한테 준다고 한다. 피부는 가려운 게 없어지기 시작했다.

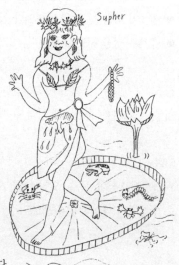

Supher

자연 속에서 느긋하게 살고 있다.

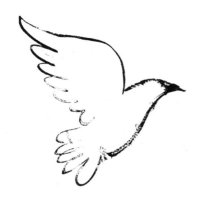

제가 그린 레메디 그림이 매우 신랄하게 보였다면 사과드립니다. 레메디가 가지고 있는 증상을 알아가면서 조금이라도 이해하기 쉽도록 그리다 보니 자극적으로 느껴질 수도 있을 것입니다.

*케이스 내용은 저의 상담자 여러분들에게 도움을 받았습니다.

4장

레파토리

· · · · ·

4장에서 소개하는 레파토리는 동종요법의 레파토리 가운데 일부입니다. 다른 증상은
이 레파토리를 참고로 약물학을 공부하면서 여러분 나름대로 찾아보시길 바랍니다.
또 여기에 소개하는 레메디 말고도 36키트 속에 증례에 따라서는 적절한 레메디를 찾
을 수도 있습니다. 최종적으로는 이 레파토리를 참고로 하고 약물학을 공부하면서 자
신에게 딱 맞는 레메디를 찾을 수 있게 되기를 기대합니다. 36레메디는 많은 증상을 가
지고 있기 때문에 여러 용도를 가지고 있고 응용 범위가 넓습니다.

하지만 36레메디에 딱 들어맞지 않는 증상도 있을 것이고, 만성일 때에는 대처하는데
한계가 있습니다. 급성 증상일 때에는 전문가의 상담을 받는 게 좋습니다. 진찰을 받
기 전까지 응급으로 레메디를 활용해주시기 바랍니다.

· · · · ·

* 표시된 레메디는 옮긴이가 동종요법공부모임을 하면서 참고한 지은이의 동종요법
가이드북 ③ 《키즈, 트라우마》에서 추가로 넣은 것입니다.

눈의 문제

눈의 염증

Acon.	눈 수술 뒤 이물에 의한 염증, 눈꺼풀이 붓고 붉어짐, 건조해지면서 열이 남, 눈내리는 날 눈부심
Arg–n.	(흰자위가) 붉고, 황색의 냄새 나는 눈꼽, 결막염
Apis	눈꺼풀이 붓고, 눈 가장자리가 붉으며 타는 듯한 아픔, 알레르기 때문에 눈 가려움
Bell.	눈물이 고여 글썽글썽해진다, 가려워서 타는 듯한 기분, 욱신욱신 맥박이 뛰는 듯한 아픔, 결막염에서부터 감기가 걸렸을 때, 충혈되고 염증이 있어 열이 난다
Merc.	각막의 염증
Puls.	노랗고 녹색의 눈꼽이 생긴다, 감기를 앓은 뒤, 아이 눈의 염증
Ferr–p.	눈의 염증
Sulph.	각막 염증으로 눈 가장자리가 붉어짐, 투명해져 안 보임, 분비물이 불투명
Euphr.*	눈의 염증
Sil.*	눈물샘이 막혀 아픔, 이물질에 의한 염증

눈의 피로

Euphr.*	눈의 피로
Nat–m.	두통(전두엽)이 있는 눈의 피로
Ruta	눈을 혹사시켜서 오는 충혈, 열, 통증, 피로, 시야가 어둡다
Phos.	컴퓨터나 텔레비전을 많이 봐서 피로한 눈

눈의 부상(타박)

Arn.	눈 주위 타박 등으로 파랗게 멍이 들었을 때
Calen.	각막을 비벼서 난 상처
Hyper.	눈의 신경을 다쳤을 때

Led.	눈 주위의 타박으로 검푸르게 된 내출혈
Staph.	분노나 굴욕감을 느낄 때 같이 씀

다래끼

Apis	눈꺼풀이 빨갛게 붓고 얼얼하게 아프다
Hep.	손을 대면 많이 아프고 곪았다
Nat-m.	눈 꼬리의 안쪽에 있다
Puls.	윗 눈꺼풀에 염증이 있는데 많이 아프지는 않다
Rhus-t.	아래 눈꺼풀에 염증이 있다
Sil.	곪고 있지만 고름은 나오지 않는다
Sulph.	반복적으로 생기고 타는 듯이 아픔

근시

Phos.	눈의 과한 사용으로, 성장기의 가성 근시
Puls.	사춘기의 근시
Ruta.	피로한 눈으로 인한
Gels.	영양 부족으로 인한
Chin.	간질환으로 인한
Lyc.	소화기관의 문제로 인한

사시

Gels.	후천성 사시

입의 문제

입술 포진 (244쪽 습진, 단순포진, 대상포진 내용을 참고)

Nat-m.	햇빛을 쐬면 생김, 수포가 생김, 입가에 생김, 구강염, 생리중에 생김, 아랫입술에 생김
Phos.	윗입술에 생긴다
Rhus-t.	입술과 입가에 물집이 생기고 타는 듯한 통증
Sep.	입술에 생긴다

구내염

Ant-t.	입술에 생긴다, 독감을 앓은 뒤에
Ars.	따끔거리고 타는 듯한 통증, 몸은 차갑다
Bor.*	입 안의 궤양
Kali-bi.	궤양 (입천장이 뚫린 것처럼 보인다)
Merc.	따끔거리고 입냄새가 남, 침이 많이 나온다
Nat-m.	입냄새가 나고, 입술 포진이 생겼을 때
Phos.	입 천장에 생기는 것 (=Hep)
Staph.	노란색의 구내염

이의 문제

이가 날 때나 이가 늦게 날 때

Acon.	아이의 이가 날 때, 열이 나고 무서워할 때
Ars.*	이가 나기 시작할 때 불안해한다
Bell.	이가 날 것 같으면서 나지 않고, 잇몸이 붉게 부을 때
Calc.	발육이 늦은 아이, 유치가 날 때 임파선이나 전립선이 부어 감기 증상이 있을 때, 이가 너무 빨리 또는 늦게 나는 문제(설사, 기관지염을 수반)
Calc-p.*	치아의 보호제와 치아 발달을 앞당긴다
Cham.	이가 나는 게 아파 안절부절 못하는 아이, 안아 달라고 조르지만 쉽게 안정되지 않는 신경질적인 아이
Cina*	이갈이
Coff.*	이가 아픔(차가운 것으로 호전되는 아픔), 이갈이
Dros.	이가 나올 때 설사
Hyos.*	이가 나올 때 경련성 기침
Merc.	검은 치아가 나오면서 치아의 상태가 안 좋아지면 설사를 한다. 잇몸이 약하거나 잇몸에서 고름이 난다
Puls.	유치가 좀처럼 나지 않고, 징징거리면서 응석을 부리는 아이
Rhus-t.*	이빨이 났을 때 병이 든다
Sil.	유치가 늦게 나고, 몸이 작고, 림프선이 붓는, 사랑니가 나오기 어려울 때
Staph.*	굴욕적인 아픔
Sulph.	나오기 어렵고, 잇몸이 빨갛게 붓는 것, 염증이 있다
TS-21	뼈와 치아의 영양 공급과 보호(생명 조직염)
TS-22	유아 치아의 영양 공급과 보호(생명 조직염)

이 치료에 대한 공포

Acon.	죽는 게 아닐까 불안해한다
Arg-n.	공황 상태, 손에 땀이 나고 안절부절 못한다
Gels.	치과에 가기 전 공포감으로 부들부들 떤다, 정신을 잃을 것 같게 된다
Op.	지나친 공포로 멍해진다
Stram.	충격으로 이상한 표정이나 행동을 한다

이 치료

Arn.	이를 뽑았을 때, 잇몸이 다쳤을 때, 피가 멈추지 않을 때, 상처를 빨리 낫게 할 때
Bell.	욱신욱신 맥박치는 치통, 잇몸 아픔
Calen.	잇몸을 손상시켰을 때 소독
Hyper.	마취 주사나 신경치료 뒤
Hep.	충치의 응급 레메디, 잇몸에 고름이 생긴다
Mag-p.	치통, 이에 날카로운 아픔, 차가운 음료로 악화
Merc.	이 치료 뒤에 감기에 걸린 기분이 들고 침이 많이 나온다
Phos.	마취의 해독
Staph.	이 수술로 난폭하게 다루어져 분개하고 있을 때

코의 문제

부비강염

Bry.	코 건조, 두통(앞머리)
Hep.	코 뿌리 쪽에 염증이 있고 노랗고 진한 콧물이 나온다. 두통이 심하다.
Kali-bi.	축농증에 가장 많이 사용된다. 노랗고 끈적거리는 점액이 나온다. 코 뿌리 쪽에 압박감이나 막힌 것 같은 느낌이 있다. 머리 앞부분(눈썹 위) 두통, 눈 위의 통증, 만성축농증, 콧물이 목으로 넘어간다.
Merc.	부비강염 때문에 두통이 있고 귀도 아프다, 눈 위도 아프다.
Nat-m.	코에서 담백하고 물 같은 분비물이 나온다. 재채기, 눈물이 나온다.
Puls.	콧물이 연두색, 밤에 코가 막힌다. 귀에 염증이 잘 생긴다.

꽃가루 알레르기(비염) : 체질 개선이 필요하다

Apis.	붓기가 있는 꽃가루 알레르기
Ars.	콧물이 화끈거리고 윗입술이 얼얼하다. 눈물 등의 분비물도 화끈거리는 느낌이다. 천식과 함께, 만성 비염, 재채기
Carb-v.	산소결핍으로 혈액이 탁해진다, 쉽게 피곤해 함.
Hep.	노란색 콧물이 나오고 치즈 같은 냄새, 목과 귀의 통증이 함께 온다
Merc.	치과 치료 등 수은 중독으로 인한 꽃가루 알레르기, 재채기가 끝없이 나오고, 목이나 림프선이 붓는다.
Nat-m.	콧물이 담백하다, 따뜻함으로 악화, 콧물이 짜다, 태양을 보면 재채기를 한다.
TS18	꽃가루 알레르기의 영양 공급과 보호 레메디(생명 조직염)
서포트 Kafu	꽃가루 알레르기의 혼합제

코의 가려움

Cina.*	항문의 가려움

코피

Arn.	사고나 상처로 충격을 받았을 때, 세수를 할 때 나오는 코피, 기침과 함께 나오는 코피, 피곤해서 나오는 코피, 코를 풀 때 나오는 코피
Bry.	생리 대신에 나오는 코피, 약으로 코피를 막았을 때, 아침에 일어나자마자 나오는 코피
Carb-v.	새까만 코피, 밤에 나오는 코피
Chin.	주기적으로 코피가 나온다, 빈혈과 함께, 핏덩어리가 있다
Dros.	백일해 때 나오는 코피
Hyos.*	맑은 피, 질투, 분노에서 코피
Ip.	기침도 나오고 코피도 나올 때, 월경 전의 코피
Lach.	생리 대신에 나오는 코피, 월경 전에 나오는 코피, 피가 검다, 코를 파서 나오는 코피, 갱년기 여성의 코피
Merc.	잠자는 동안 나오는 코피
Phos.	코피가 잘 멈추지 않는다(혈액을 응고시킨다), 기침과 함께 나오는 코피, 아이의 코피, 쉽게 코피가 나온다, 습관성 코피, 코를 풀어서 나오는 코피, 감정적인 문제로 나오는 코피, 젊은 여성의 코피
Sep.	두통 후에 나오는 코피, 치질의 출혈과 함께 나오는 코피
TS-01*	피의 영양 공급과 보호 레메디(생명 조직염)

귀의 문제

귀앓이, 이염

Acon.	차가운 바람을 맞거나 갑작스런 충격에서 오는 귀의 통증, 감기 초기의 통증
Arg-n.	오른쪽에서 왼쪽으로 옮겨가는 통증
Bell.	욱신거리는 통증과 함께 빨갛게 되는 이염, 열이 나는 오른쪽 귀, 얼굴까지 아프다.
Cham.	유치가 나올 때 귀앓이, 앞으로 구부리면 통증이 심해진다. 통증 때문에 짜증스럽고 화가 날 때
Hep.	노란 농이 나온다. 림프절이 붓고 목이 아프다, 중이염
Kali-bi.	왼쪽 귀앓이(=Sulph)
Puls.	아이가 이염일 때 대표 레메디, 노란 농이 나온다, 잘 울고 엄마에게서 안 떨어지는 아이, 감기에서 오는 이염, 아데노이드를 제거한 후의 이염
Merc.	약을 먹어서 오는 귀의 문제, 이 치료 뒤의 염증, 밤에 이불 속 따뜻함으로 악화, 기압 변화에서 생기는 이염(비행기), 코를 풀면 나아진다.
Sil.	귀가 울린다, 노란 농, 고막이 찢어짐.

고막이 찢어짐

Calen.	고막이 찢어졌을 때 최고 레메디, 고막의 상처
Sil.	고막의 찢어짐, 귀의 대청소

비뇨기계의 문제

방광염

Apis.	소변을 볼 때 타는 듯한 아픔
Calen.	임병 치료를 위해 관을 넣은 뒤에
Canth.	방광염에 최고 레메디, 출혈이 있고 소변을 볼 때 얼얼한 아픔
Puls.	아이의 방광염
Staph.	성교 후 걸리는 방광염, 만성 방광염, 감기 초기

치질

Arn.	지나친 힘 때문에출산할 때도 포함)
Ars.	안쪽의 치질 출혈, 타는 듯한 아픔
Carb-v.	거무스름한 출혈
Nux-v.	가려움, 술이 원인, 만성적인 아픔으로 쉽게 초조해진다(지나친 자극물 섭취)
Sep.	임신 중의 치질, 출혈이 있다
Sil.	허약 체질인 사람의 항문 열상과 치질, 탈항이 되기 쉽다
Sulph.	얼얼하고 타는 듯이 아프고 굉장히 가렵다, 출혈이 있다

생리의 문제

월경전증후군(PMS)

Calc.	생리 전후에 악화된다. 가슴이 붓는다, 림프선이 붓는다.
Ign.	생리 전 쉽게 싸운다, 한숨을 쉰다.
Lach.	생리 전 짜증이 많이 나다가 생리를 시작하면 나아진다(출혈로 인해 편안해진다), 생리 주기가 긴 편이다, 생리혈이 검다(혈액이 탁함)
Nat-m.	생리 전에 우울해지고 짜증이 난다, 붓는다, 물이 찬 느낌, 생리 전 보름달이 뜨면 최악, 유방, 자궁의 붓기
Puls.	생리 전 감상적이 되어 눈물이 쉽게 나온다.
Sep.	여성호르몬의 혼란, 식구들을 멀리 하고 싶은 생각, 몹시 피곤함, 남편이 만지는 것을 싫어함.
Staph.	성기가 예민해지고 아프다, 강간을 당하거나 만성적인 학대를 받은 사람

갱년기장애(불규칙적인 생리, 얼굴이 뜨거워지는 것이 특징)

Bell.	갑자기 얼굴이 뜨거워진다, 생리혈이 많다, 질이 건조한 느낌이 있다.
Lach.	검은 출혈, 따뜻함으로 악화, 위쪽으로 피가 오른다(특히 머리, 목, 얼굴), 두통
Puls.	쉽게 눈물이 나오거나 짜증이 나고 기분이 자꾸 바뀐다.
Sep.	성관계가 싫어지고 관계를 하면 질이 아프다, 복부가 무거운 느낌
Sulph.	대음순이 타는 듯이 아프고 가렵다, 땀을 많이 흘린다, 항상 앉아 있고 싶다.

생리에 관한 것

Acon.	정신적인 쇼크나 공포를 느끼고 나서 생리가 불순, 차가워지면서 생리가 불순, 생리통이 오면 공포심이 생기고 안절부절 못한다.
Apis.	생리 중이나 전후에 손발이 부을 때(목은 안 마름), 타는 듯한 아픔, 오른쪽 난소의 통증, 독혈증
Bell.	두근거리는 통증, 열이 있고 무거운 느낌, 생리가 일찍 온다, 생리 때 냄새가 난다.

Ign.	실연 등 큰 충격이나 공포 때문에 생리를 걸렀다, 생리가 오면 불만이 많아지고 쉽게 짜증이 난다.
Ip.	생리 전이나 생리 중에 토하고 싶음, 배꼽에서 자궁까지 통증이 있다
Mag-p.	생리통이 매우 심할 때, 따뜻하게 하면 나아지는 생리통
Nat-m.	생리 전과 생리 중에 우울해지고 짜증이 난다, 편두통이 있다, 사람을 만나고 싶지 않다, 생리가 불규칙적이다, 피가 연하고 양이 너무 적거나 많다, 마음에 심한 상처를 받은 뒤 생리가 안 온다
Puls.	생리 전 유방이 붓는다, 생리가 불규칙적, 늦은 초경, 생리 전에 냉이 많이 나온다, 아랫배와 등에 통증이 있다
Sep.	자궁이 무겁게 늘어지는 느낌, 짜증이 나서 아무하고도 말하고 싶지 않다, 생리 기간이 길다

출산에 관한 문제

출산

Acon.	죽을 것 같은 공포심에 분만실에 못 들어간다.
Arn.	출혈과 심신의 충격을 완화시켜 준다, 출산 후에도 같이 사용(회복을 도와준다)
Calen.	회음열상, 회음절개, 제왕절개
Cham.	출산 때 통증으로 분노, 짜증을 부린다
Gels.	허리가 아프고 공포심에 덜덜 떨릴 때, 수분을 섭취하기 싫어한다
Hyper.	마취, 제왕절개에
Puls.	거꾸로 선 태아의 레메디, 출산을 빨리 진행시키는 레메디
Sep.	임신우울증, 출산 후 우울증, 자궁 탈출

출산 후

Acon.	난산 후 충격 상태, 산후에 오줌이 남아있는 느낌이 있을 때에도 좋다
Arn.	산후의 피로감과 출혈을 멈추게 해준다
Carb-v.	산후의 피로감, 아이가 숨을 안 쉴 때
Hyper.	산후에 꼬리뼈가 아플 때

모유 수유

Bell.	유방이 돌 같이 딱딱하고 열이 난다(유선염), 빨갛다
Bry.	유방이 돌 같이 딱딱하고 열이 나는데 빨갛지 않을 때
Chin.	수유(체액 상실)를 해서 체력이 떨어졌을 때
Merc.	유두가 건조하고 냄새 나는 농이 있을 때
Puls.	모유가 안 나올 때
Sil.	모유가 잘 안 나오고 유두가 갈라질 때

모유를 소화시키지 못하는 아이

Bismu.*	모유 상태가 안 좋아 먹으면 토한다
Bor.*	출산의 트라우마가 있을 때
Calc.*	모유가 물 같고 영양이 없어서
Calc-p.*	모유의 질의 문제
Cham.*	분노 때문에
Cina.*	심한 분노 때문에
Merc.*	중금속 중독 때문에
Nux-v.*	모유를 토한다
Sil.*	모유의 질이 나쁘다(아이가 토한다), 너무 약해서 모유를 거부하는 아이

감기와 독감

열

Acon.	감기 초기 증상(재채기, 목아픔, 두통 등), 찬바람을 쐰 뒤, 정신적인 충격을 받았을 때, 목이 마르다, 땀이 안 나는 고열
Ars.	강한 몸살(불안감, 안절부절 못함), 찬 것을 마시면 나빠지고 따뜻한 것으로 나아진다, 설사를 한다. 콧물이 따갑다, 한밤중에 나빠진다, 고열이 계속되는 패혈증, 몸이 매우 차갑고 물을 조금씩 먹고 싶어한다.
Bar-c.*	감기에 쉽게 걸린다.
Bell.	아이의 고열에 최고 레메디(단, 고열이 난다고 무조건 Bell.은 아니기 때문에 다른 레메디도 찾아보자), 목은 많이 마르지 않지만 귤 종류의 음료를 마시고 싶어한다, 얼굴이 빨갛고 눈이 글썽글썽한 감기, 머리는 뜨겁고 손발은 차갑다, 고열 때문에 짜증을 낸다, 누가 건드리는 것을 아주 싫어한다.
Bry.	감기 증세가 정체되어 있을 때, 목이나 가슴이 아프다, 마른기침이 나온다(몸이 건조하다), 관절이 아프다, 피부가 건조하다, 맥이 강하게 뛴다, 조금이라도 움직이는 것을 싫어한다.
Chin.	주기적으로 나오는 열, 말라리아 같은 증세(고열, 통증, 오한, 탈수 상태, 무기력감 등), 춥거나 덥거나 오락가락하고 땀을 내도 좋아지지 않는다, 특히 밤에 폭포 같이 땀을 흘린다, 여러 생각이 떠올라 잠을 못 잔다.
Cupr.*	열 때문에 경련이나 간질을 일으킨다
Eup-per.*	뼈와 근육의 통증이 있는 독감, 열 나기 전에 목이 많이 마르다, 뼈가 부서질 것처럼 아프다, 땀을 안 흘린다
Gels.	떨리고 오한(등이 으슬으슬 춥다)이 있는 독감, 피로감, 무기력감, 목이 마르지 않다, 목이 아프고 콧물이 나온다, 독감 후에 만성피로
Ip.	토하고 싶다, 소화기관계에 오는 감기나 독감, 손발에 찬 땀이 난다, 선명한 코피가 나오기도 한다
Merc.	잘 때 땀이 많이 나고 땀에서 냄새가 난다, 목이 마르다, 냉기가 아래에서 올라온다

Nat-m.	재채기와 콧물이 계속 나오는 감기와 독감, 따뜻하게 하면 나빠진다, 열꽃이 핀다(헤르페스), 몸은 추운데 햇볕을 쬐면 더 안 좋아진다.
Puls.	아이의 고열(열은 있는데 목이 마르지 않은 게 특징), 열이 나지 않을 때에도 엄마를 찾으며 잘 운다, 열이 나오면 많이 운다, 따뜻하게 하면 나빠진다, 바깥 공기를 원한다, 수두, 한 군데만 땀과 열이 난다
Rhus-t.	안절부절 못하고 근육이나 관절에 통증이 함께 온다, 열이 날 때의 좌골신경통, 움직이면 좋아진다, 오한, 목이 마르다, 목이 쉰다, 기지개를 켜고 싶다, 허리가 아프다
Stram.*	Bell.이 맞지 않을 때, 환각이나 환청이 있고 헛소리(잠꼬대)를 할 때
Verat*.	몸은 매우 차가운데 고열이 있다, 설사를 한다, 환각이나 환청이 있다, 찬 것을 마시고 싶어한다

배의 문제

설사

Acon.*	공포 때문에
Arg-n.	시험이나 발표를 앞두고 불안과 걱정, 흥분에서 오는 설사
Ars.	식중독으로 인한 설사에 최고 레메디(멀미도 함께), 화끈한 느낌이 있는 설사, 불안해서 안절부절 못하고 몸이 춥다, 걱정이 생기면 꼭 설사를 한다, 노인과 아이의 설사, 물을 마시면 설사를 한다
Bismu.*	갈증이 있는 설사
Bry.	설사가 너무 심해 움직일 수가 없다(움직이면 나빠지고, 엎드리면 나아짐), 멀미와 함께, 너무 목이 마르다, 한꺼번에 물을 많이 마신다
Calc.*	습관적인 설사
Calc-p.*	성장기 칼슘 부족 때문에
Cham.	젖니가 나올 때 짜증을 부리면서 설사
Chin.	식중독으로 인한 설사, 물 같고 통증은 없다, 설사(체액 상실) 때문에 쇠약해짐, 먹으면 바로 설사, 만성 설사, 과일을 먹으면 설사, 간장 주변이 아프다, 혈변
Cina.*	심한 분노 때문에(원인은 요충)
Cupr.*	만성적인 설사, 콜레라 같은 설사
Ip.*	멀미, 구토와 함께
Merc.	불쾌한 냄새, 저녁에 찬바람을 쐬면 나빠짐, 설사를 해도 다 나온 것 같지 않고 피가 섞여 나옴, 만성적인 설사
Nat-m.	염분을 많이 섭취해서 설사와 변비를 반복
Nux-v.	자극물 때문에, 배가 차가우면 설사와 변비를 반복, 분노 때문에, 과식, 과음 때문에
Phos	변이 가늘다, 만성 변비
Puls.	기름기 많은 음식을 먹고 물 같이 노란 설사, 목이 안 마르다, 밤에 따뜻한 방에서 나빠짐, 신선한 공기를 원한다
Stram.*	통증이 없다, 자연스럽게 나와 버린다

Sulph.	새벽에 하는 설사, 물 같고 통증이 없는 설사, 맥주를 마신 뒤 설사, 과식 때문에
Verat.*	괴격한 설사와 발한, 혈리(이질의 하나)

소화불량(장내발효, 복부팽만감, 복통, 트림, 방구)

Ant-c.*	소화기관 문제
Ars.	구토와 함께 오는 위장염, 위가 따끔하고 타는 듯한 통증, 찬 물을 마시면 나빠짐
Arg-n.	트림이 잘 안 나옴
Bismu.*	소화기관 문제
Carb-v.	배가 쓰리고 가스가 참, 방귀가 많이 나온다, 위가 무겁고 소화가 느리다
Chin.	가스 찬 느낌, 방귀가 나와도 좋아지지 않는다
Kali-bi.	위의 문제와 함께 오는 신장의 염증, 위궤양, 편도선궤양
Lyc.	당분이나 전분이 많은 음식을 먹으면 나빠짐, 위에 가스가 차고 아프다
Nux-v.	자극물(매운 것, 커피 등)을 좋아하는데 먹으면 나빠짐
Phos.	냄새가 심한 변, 가스가 나온다, 변이 희고 연필처럼 가늘다
Puls.	기름기 있는 식사를 하면 나빠짐
Sil.	식욕이 없다
Staph.	과식하는 경향이 있다
Sulph.	장의 독을 위한 약, 만성 소화불량, 위산 때문에 신 냄새가 난다, 맥주로 악화
Verat.*	위장염
Ferr-p.	속쓰림, 트림

배앓이(심한 발작성의 간헐적 복통)

Bell.	몸을 구부리거나 아픈 부위를 누르고 있으면 좋아지는 복통, 욱씬거리는 위통이 어깨와 목까지 올라온다.(열도 있음)
Bry.	조금이라도 움직이면 아프지만 가만히 있으면 나아지는 복통, 위가 돌처럼 딱딱한 느낌이고, 기침이나 숨을 쉬면 아프다.
Nux-v.	열과 경련이 함께 오는 복통, 딸꾹질과 함께, 아이의 배앓이, 복막의 통증, 장의 통증
Carb-v.	하복부가 무겁고 당기는 느낌, 아래로 쳐지는 느낌, 트림이 나오면 나아짐, 소화가 느리다, 먹으면 바로 잠이 온다(혈액이 탁함)
Chin.	위에 가스가 차고 팽팽해진 느낌이 있는 복통(트림을 해도 좋아지지 않는다), 조금만 먹어도 딸꾹질, 과일을 먹은 뒤 복통
Cupr.*	만성적인 설사와 함께
Lyc.	가스가 차서 부글부글 소리가 남, 큰 방귀, 아이의 배앓이, 오른쪽의 탈장
Mag-p.	복통을 완화시키고 싶을 때, 복통 전반
Staph.	굴욕을 당한 뒤 복통, 수술 뒤 복통, 과식 때문에

배 속 벌레

Calc.	만성 설사, 소화불량 때문에
Cina.*	코를 파고 엉덩이를 긁는다
Lyc.	가스 찬 배
Sil.	일반적인 이물(벌레) 제거
Sulph.	새벽에 설사

변비

Anac.*	항문이 막힌 느낌, 변의를 못 느낀다
Ant-c.*	설사와 변비를 반복한다, 과식 때문에
Alum.*	만성 변비, 변이 딱딱하고 건조하다, 변을 볼 때 아픔, 아침에 배변이 어렵다
Bry.	변의가 없다, 변은 크고 건조하고 딱딱하다, 변이 검고 피가 섞여 있을 때가 있다
Calc.	평소에는 설사를 하고 아플 때 변비가 된다
Nat-m.	양의 똥 같이 동글동글한 변(장의 수분 부족), 이틀에 한 번 배변, 항문이 당기는 느낌, 슬플 때, 소금을 많이 먹어서, 반짝거리는 점액이 묻은 변(설사 약도 됨)
Nux-v.	신생아의 변비, 변의는 느끼는데 화장실에 가면 안 나온다, 다 안 나온 느낌, 항문이 가렵다, 소화불량 때문에, 간 장애 때문에(설사 약도 됨)
Op.*	신생아, 어린이의 변비, 설사와 변비를 반복한다(설사의 약도 됨)
Sep.	변의는 있는데 뱃속에 공이 있는 것 처럼 막혀서 안 나오는 느낌, 변을 봐도 남아 있는 것 같음, 항문에서 찌르는 것 같은 통증, 산후나 임신 중의 변비
Sil.	나올 것 같은데 안 나오는 변(부끄러움을 타는 변), 생리 전이나 생리 중의 변비, 항문 경련, 치루가 있어서 힘을 주지 못함, 허약해서 힘을 주지 못함, 작고 부드러운 변인데도 출혈이 있다
Sanic.	흰 변
Sulph.	과식 때문에(설사의 약도 됨)
Verat.*	계속 설사를 하다가 갑자기 변비가 됨(설사의 약도 됨)

멀미

Ant—t.	기침과 함께
Ars.	설사와 함께, 불안해서 안절부절 못함, 따뜻한 것을 조금씩 마시고 싶어한다, 새벽 3시나 오후 3시에 나빠진다
Bry.	먹고 나서 바로, 마실 것으로 호전
Ip.	누가 죽이는 것 같이 심한 멀미, 목이 마르지 않다, 기침과 함께, 두통과 함께
Lyc.	바깥공기를 쐬면 나아짐
Nux—v.	소화불량 때문에, 과식과 과음 때문에, 짜증을 낸다
Puls.	기름기 많은 식사 때문에, 목이 마르지 않다, 마시면 나빠짐
Sep.	식사를 하면 나아지는 멀미, 임신 중
Sulph.	자기의 체취 때문에
Phos.	따뜻한 음식으로 멀미, 수술 후의 멀미(마취)
Ant—t., Phos. Staph.	수술의 마취로 인한 멀미

차멀미

Ars.	기름기 있는 음식을 먹은 뒤, 찬물을 마시고 싶어한다.
Nux—v.	과식,과음 때문에 위나 간이 약해져 있을 때 차멀미
Ip.	강한 멀미가 있는 전반적인 차멀미

숙취

Nux—v.	멀미와 두통이 있다
Ign.	담배를 많이 피워서
Ars.	멀미와 설사가 함께 온다

호흡기 문제

기침 · 천식 · 기관지염

Acon.	찬바람을 쐰 뒤 나오는 기침, 염증의 초기증상(기침이나 열이 나오기 시작할 때)
Ant-t.	점착성의 가래가 있는 기침(노인의 가래가 있는 기침), 백일해, 폐에 점액이 많이 생겨서 쇳소리가 나는 기침, 차가운 땀을 흘림
Ars.	불안, 공포와 함께 가슴이 답답하거나 숨이 막히는 것 같은 느낌(따뜻한 음료를 원한다)
Bry	마른기침, 가슴의 통증과 함께 두통이 있는 기침(수분이 부족함)
Dros.	가래 끓는 소리가 나고 심한 기침(밤에 누우면 심해짐), 백일해
Hep.	목이 쉬고 기침이 나옴, 목의 통증
Ip.	가래가 있고 발작적인 기침, 구토와 함께 오는 기침, 아이나 여성의 기침
Puls.	아침에는 가래 섞인 축축한 기침, 저녁에는 마른기침(분비물은 노란색)
Thuj.*	예방접종 후의 기침, 천식

급성 폐쇄성 후두염(크루프)

Acon.	공포심이 강하면 바로 사용, 밤에 심해짐, 증세가 갑자기 나타나면 바로 사용
Ars.	한밤중에 심해짐, 냄새로 악화, 폐에 타는 것 같은 통증, 발진과 함께
Dros.	기침이 안 멈추고 계속 나온다
Lach.	목에 뭐가 걸린 것 같은 느낌, 잠 잘 때 심해짐
Hep.	한밤중에서 새벽에 나타난다
Kali-bi	약해나 새 건물에서 나오는 화학물질 때문에 기침
Phos.	기관지염이나 후두염이 될 정도의 기침

목의 통증

Acon.	목이 마르고 타는 듯한 통증, 감기의 초기 증상
Apis.	타는 듯한 느낌이 있고 빨갛게 부을 때
Bell.	목이 건조하고 빨갛고 타는 느낌이 있는 통증, 얼굴과 목이 빨갛고 열이 있다
Bry.	갈증이 심해 물을 원할 때
Gels.	체력 소모가 심한 독감 증상이 있을 때
Hep.	목에 고름이 있는 염증 때문에 통증이 있을 때
Lach.	왼쪽에 통증이 있거나 왼쪽에서 오른쪽으로 통증이 옮겨갈 때, 삼키면 심해진다. 목에 뭔가 걸린 느낌
Merc.	침이 많이 나와 입내가 있고 통증이 있다, 땀을 많이 흘린다
Phos.	인후염이나 후두염이 오래 돼서 통증이 있다
Sil.	목에 털이 있는 처럼 간질거리는 통증

기관지염

Acon.	초기 단계(목의 통증, 기침이 나오기 시작, 발열 초기)
Ant-t.	가래 끓는 소리가 나는 기침, 쇠약해져 있다, 차가운 땀이 난다

피부의 문제

두드러기·알레르기

Apis	열이 나면서 빨갛게 붓는다(타는 듯한 통증) 더위, 추위, 과로, 감정적인 것에서 나타난다
Ars.	매우 가렵고 따갑다, 따뜻한 물에 담그면 나아짐
Merc.	찐득한 농이 나올 때
Nat-m.	햇빛 알레르기 때문에
Puls.	기름기 많은 음식 때문에
Rhus-t.	짜증이 나고 안절부절 못한다, 따갑고 가렵다(허리나 어깨가 뻐근함), 추위 때문에 (한랭 두드러기), 매년 같은 계절에(겨울), 열이 날 때, 류머티즘과 같이, 긁어서
Sulph.	매우 가렵다, 목욕을 하거나 이불에 들어가면 심해짐

종기·뽀루지·부스럼

Arn.	통증이 있고 작은 종기가 모여 난다(코에)
Apis.	빨갛고 볼록하게 부어 오른다
Ars.	빨갛고 따가운데 온찜질을 하면 나아진다, 화끈한 분비물이 나온다
Bell.	욱신욱신 맥이 뛰는 듯한 통증. 열이 난다(눈과 코 주위에 생긴 뽀루지)
Hep.	곪은 데에 적절한 레메디, 찌르는 듯한 통증이 있고 차가우면 심해짐, 노란 연두빛 고름
Led.	검푸른 종기, 엉덩이에 반복해서 나오는 종기
Sil.	곪은 데가 터지지 않아 아플 때 사용, 증상을 진행하기 위해서 사용

습진·단순포진·대상포진(헤르페스)

Apis.	심한 수종, 화끈거리는 통증
Ars.	매우 불안하고 안절부절 못함, 몸이 차다, 따뜻한 데 들어가면 나아짐

Nat-m.	입 주변의 헤르페스, 열꽃, 성기의 대상포진, 물집이 있는 헤르페스, 촉촉한 습진, 아랫입술 가운데가 세로로 갈라짐, 손이나 입 끝에 나온다.
Hep.	노랗게 곪는다
Merc.	노란 고름, 구내염, 대상포진
Rhus-t.	습진은 빨갛고 매우 가렵다, 신경에 따라서 나오는 헤르페스이고 매우 아픔, 성기의 대상포진, 폐의 문제와 교대해서 나온다, 빨갛고 작은 두드러기, 수포가 나온다, 피부는 건조하다
Sep.	매년 봄에 고름이 나오고 찌르는 것 같은 통증, 성기 헤르페스, 대음순 헤르페스, 입술 헤르페스
Sulph.	습진은 건조하고 매우 가렵다, 목욕을 하거나 이불에 들어가면 심해짐
Thuj.*	성기에 나온다, 약으로 억제해 본 적이 있을 때

여드름

Bell.	붉은 얼굴과 여드름
Hep.	이마와 어깨에 많다, 만지면 아픔, 모르는 사이에 종기가 된다, 임파선이 붓는다
Puls.	사춘기의 여드름, 월경 전에 심해짐, 기름기 많은 음식을 먹으면 심해짐
Rhus-t.	많이 가렵다, 헤르페스와 함께
Sep.	여성호르몬 균형이 깨져서 나오는 여드름
Sil.	흉터가 남은 여드름, 고치기 어려운 것
Sulph.	가려움증과 함께 오는 여드름, 더우면 심해짐, 코 주변의 여드름이고 파랗다

그을림

Apis.	햇볕에 타서 빨갛게 붓는다
Bell.	열이 있고 건조하고 화끈거린다
Canth.	화상을 입은 것처럼
Nat-m.	햇볕에 타서 물집이 생긴 것

전염성농가진

Ars.	타는 듯이 아프고 피가 섞인 짓물이 나온다, 괴서가 되기 쉽다, 입술에 나온다
Hep.	화농성, 누가 만지는 것을 싫어한다, 몸이 너무 차갑다, 큰 전염성농가진 주변에 작은 것들이 나온다, 고치기 어렵다
Kali-bi.	궤양이 되기 쉬운 전염성농가진, 진노란 즙이 나온다, 뜨거워서 식히고 싶다
Rhus-t.	머리나 얼굴에 나오는 빨갛고 작은 발진, 매우 가렵다, 즙은 우유색
Merc.	머리나 귀에 전염되서 즙이 많이 나온다, 땀이 나면 심해지고 매우 가렵다

부종·수종

Apis.	물을 마시기 싫어한다, 알레르기 때문에 붓는다(찬바람을 쐬면 나아짐)
Nat-m.	신장이 약하고 몸 전체가 붓는다, 복수, 무릎의 물 등, 생리 전이나 생리 중에 붓는다, 햇빛 알레르기

벌레에 물림

Apis.	벌이나 쇠파리에게 쏘였을 때, 부종 상태의 붓기, 따갑다
Bell.	벌레 물린 데가 열이 나고 빨갛다
Hyper.	따갑고 타는 듯한 통증이 올라올 때
Led.	말벌이나 쇠파리에게 쏘였을 때에 가장 적절함, 부종 상태의 붓기
Lach.	벌레 물린 데가 보라색이 된다(독거미, 독뱀)

물림

Arn.	동물에게 물린 상처, 피가 나온다
Hyper.	신경까지 아플 경우
Led.	개한테 물렸을 때

사고, 부상, 화상 등의 문제

사고가 일어나면

Acon.	사고로 인한 충격, 공포, 불안에 Arn.과 같이 쓴다
Arn.	사고로 몸을 다쳤을 때 반드시 쓴다, 머리를 부딪히면 바로 사용한다
Hyper.	신경까지 아플 정도의 사고, 꼬리뼈를 세게 부딪쳤을 때

타박

Arn.	계속 Arn.를 준다
Led.	검푸르게 부은 타박, 눈의 타박
Hyper.	꼬리뼈의 타박
Ruta	뼈의 타박

부상

Arn.	계속 Arn.를 준다
Calen.	상처 소독에 가장 좋은 긴급 레메디
Hyper.	신경까지 간 상처, 신경을 자른 상처나 통증, 파상풍의 레메디, 못에 찔렸을 때
Led.	상처가 파래지고 차가워질 때, 손발톱 부상, 파상풍의 레메디, 바늘에 찔렸을 때
Rhus-t.	건이나 관절의 상처(염좌, 좌상, 접질림, 근육통)
Ruta	인대나 건의 상처에 가장 적절한 레메디(타박, 염좌) 연골 부상에도 적절하다(뼈의 타박)

염좌

Arn.	부상이나 심한 운동으로 붓고 뭉쳤을 때는 계속 Arn.를 준다.
Bry.	조금만 움직여도 심할 때 (몸의 건조), 격한 통증
Rhus-t.	근육 통증이 있고 열이 나면서 붓는다

Ruta	염좌의 최고 레메디(Rhus-t.과 겸용)

접질림

Hyper.	신경을 따라 통증이 있을 때, 근육이나 힘줄과 신경도 당기고 늘어날 때
Ruta	접질림, 건을 다쳤을 때

골절

Arn.	골절의 통증과 충격, 내출혈의 악화 예방
Bry.	바늘로 꿰매는 듯한 통증
Calc.	Phos.과 함께
Hyper.	골절로 건과 인대, 근육을 다쳤을 때
Mag-p.	골절로 신경을 다쳤을 때
Ruta	골절로 참을 수 없는 통증

화상

Acon.	화상으로 신경에 충격이 있을 때
Arn.	화상으로 인한 몸과 마음의 충격을 완화시킨다
Ars.	화끈거리고 문드러진 화상
Calen.	화상의 일반적인 레메디, 상처 소독과 치유를 촉진한다
Canth.	화상에 적합한 최고 레메디, 물집이 생기는 2도 화상
Caust.*	화끈거리고 문드러진 화상
Lach.	화상 입은 데가 보라색으로 변한 경우

이물질에 찔렸을 때(가시)

Sil.	이물질을 내보내는데 최고 레메디(반복에서 복용해야 함)

통증의 문제

통증

Mag-p.	통증에 대한 기본 레메디

두통

Acon.	찬 바람을 쐰 뒤의 두통, 충격 후의 두통, 급격한 변화 뒤의 두통
Ars.	과로로 인한 두통, 흥분했을 때 오는 두통, 오른쪽, 불안해서
Bell	두근두근 맥박이 뛰는 듯한 두통, 얼굴이 뜨거워진다, 열로 인한 두통, 눈부신 빛, 진동, 접촉, 어두운 방에 누우면 심해짐
Bry.	무거운 것으로 누르는 듯한 두통이 앞머리 부분에 있다, 눈이나 머리를 움직이면 심해짐, 가만히 누우면 나아짐, 깨질 것 같은 두통, 변비 때문에 몸속의 독이 있어서 오는 두통
Gels.	둔하고 무거운 두통, 멍하고 권태롭다
Lach.	왼쪽의 두통, 아침에 일어날 때 두통(머리 뒷부분이 무겁다), 무겁고 조는 듯한 두통, 햇볕을 쬐면 심해짐
Sil.	인공적인 빛, 틈새 바람에서 오는 두통
Nat-m.	눈 위의 통증과 함께 오는 두통, 앞머리 부분의 두통
Phos.	인공적인 빛으로 인한 두통, 번개가 친 후에 오는 두통
Puls.	감정, 생리, 소화불량 등에서 오는 두통
Ferr-p.	찢어지는 것 같은 통증(Lyc., Nat-m., Sulph.)

신경통

Hyper.	저림, 마비, 통증, 부상에서 오는 신경통
Kali-bi.	좌골신경통, 무릎 통증
Mag-p.	경련성 신경통, 냉기로 악화, 온기나 뜨거운 욕탕으로 호전
Phos.	과민증인 사람에게, 만성관절염에, 척추의 통증

Rhus-t.	신경통, 좌골신경통, 움직이기 시작할 때는 아프지만 일단 움직이면 나아짐

요통

Arn.	사고 후나 허리를 많이 써서
Hyper.	출산 후, 척추를 다친 후, 디스크
Rhus-t.	허리를 많이 써서, 격한 운동을 많이 해서, 목이 뻐근해서
Ruta	반듯이 자면 통증이 나아짐

정신의 문제, 어린이의 버릇·행동의 문제

시험 전의 불안

Arg–n.	불안해서 설사를 할 때
Gels.	공포심에 부들부들 떨며 설사를 할 때
Lyc.	자신이 없어 처음에는 긴장하지만 조금씩 좋아진다

불안증

Acon.	사고나 충격으로부터 불안, 밤에 심해짐
Arg–n.	패닉, 강박관념, 숨을 쉬기 어렵다, 앞으로 일어날 일에 대한 불안으로 설사를 하거나 배가 불편해진다
Ars.	건강에 대한 불안이나 죽음에 대한 공포가 강하다
Bar–c.*	사람에 대한 불안, 무시당하고 있다는 느낌
Bor.*	하강하는 움직임에 대하여, 태어날 때의 트라우마
Cina.*	안절부절 못함
Gels.	치과 치료, 출산, 발표 전
Ign.	사별, 이혼, 실연 등을 겪은 뒤의 불안
Kali–c.*	모든 일이 자기 생각대로 안 된다
Lyc.	자신을 평가절하한다, 시험이나 발표를 앞두고 불안해하지만 막상 하면 잘 한다
Op.*	불안감 때문에 멍하다, 현실을 바로 볼 수 없다
Phos.	어두운 곳, 벼락, 불을 켜놓고 자고 싶다
Puls.	버림 받은 느낌, 혼자 있지 못한다
Stram.*	바다, 터널, 유령, 무덤, 밤

굴욕감

Ign.	실연, 실망, 슬픔

Nat-m.	반복된 실연과 고통
Staph.	굴욕감의 대표 레메니, 말이나 육체의 폭력, 강간

정신적인 충격

Acon.	정신적인 충격을 받았을 때 기본 레메디
Ign.	이별, 사별, 실연 등 갑작스러운 충격, 실망으로 인한 히스테릭
Nat-m.	오랜 기간 비관이나 고통
Staph.	분노를 누르고 있다
Bar-c.*	늘 주변 사람들이 자기를 비웃는다고 느낀다, 부모 뒤에 숨는 아이
Calc.	불안과 걱정 때문에 행동을 못한다
Nat-m.	자기 틀 속에 갇혀 사람들과 어울리지 않는다
Sil.*	자신감이 없어 늘 뒤에 있으려 한다

질투

Apis.	여성의 문제(자궁, 난소)와 함께, 의심이 많다, '난 여왕벌이야!' 라는 생각
Ars.	누군가 자신을 도와주길 바란다
Hyos.*	아이들의 질투심, 동생이 생겼을 때(나쁜 짓을 해서 부모의 관심을 끈다)
Ign.	엄마와 이별(다른 아이에게 엄마를 뺏겼다)
Lach.	최고가 되고 싶다, 자기중심적, 술을 마시면, 복수심과 함께 질투와 미움, '나를 뭘로 보는 거야? 두고보자!' 하는 생각
Nat-m.	바람을 피운 상대에 대한 질투, 아무도 자신을 좋아하지 않는다
Nux-v.	자기가 최고라는 생각
Phos.	이것저것 다 갖고 싶다
Puls.	아이들 사이에서 질투, 자기만 사랑해달라 한다
Sep.	호르몬 균형이 깨지고 여성성을 부정하지만 여성다운 사람을 보면 질투를 한다
Verat.*	동생에 대해 질투(자기가 있는 자리나 지위를 늘 걱정한다)

아이의 우울증

Ant-c.*	엄마와 함께하는 시간이 적어서
Ars.	안절부절 못하고 아플까 걱정
Calc.	자신이 없고 늘 불안하다
Caust.*	인생의 고통에서
Ign.	좋아하는 사람과의 이별, 떨어뜨려서
Lach.	원하는 것을 가질 수 없을 때
Lyc.	자신이 없다
Nat-m.	자기비하, 비관에서
Rhus-t.	불안하고 안절부절 못한다
Staph.	자학
Sulph.	하고 싶은 것을 할 수 없다

고집

Anac.*	두 개의 자기가 있다
Ant-c.*	다른 사람에게 의지하지 않는다
Calc.	살이 쪄서 움직이기 싫다, 자기 방식대로만 행동한다
Caps.*	과거의 기억 속에서 산다
Cina.*	계속 고집을 부리고 주장한다
Sil.	고집이 센데 상냥하게 대하면 운다
Tarent.*	고집이 센대다가 거짓말도 한다
Thuj.*	자신의 진실한 모습을 몰라서

기절

Acon.	공포 등 정신적인 충격에서
Arn.	사고나 부상 등 육체적인 충격에서

Cham.	통증 때문에 때문에 히스테릭(Cham.는 통증에 약하다)
Chin.	체액이 빠져나가서(발한, 출혈, 설사 등)
Ign.	이별, 사별, 실연 등 정신적인 충격으로, 여성의 히스테릭
Nat-m.	혼잡한 방이나 더운 방 때문에
Puls.	덥고 바람이 잘 안 통하는 환경 때문에

불면증

Acon.	공포 때문에
Arn.	너무 피곤해서
Bor.*	(더우면)숙면을 못한다
Cham.	짜증과 화를 내는 아이
Coff.*	기쁨이나 슬픔으로 흥분해서
Mag-p.	과민증 때문에
Nux-v.	너무 일을 많이 해서
Stram.*	불을 끄고 못 잔다, 한밤중에 소리를 지르면서 깬다

야뇨증

Apis.	날아가는 꿈을 꾸어서, 수종 때문에, 신장 기능 부전, 붓기와 함께
Arg-n.	쉽게 패닉 상태에 빠진다
Arn.	피곤해서
Ars.	걱정이 많아서
Bell.	열 때문에, 너무 깊이 잠들어 일어날 수가 없다
Calc.	성장이 느려서
Caust.*	불안하고 고통스러워서, 잠들고 몇 시간 안에
Cham.	통증, 분노에서
Chin.	허약한 아이

Hyos.*	부모가 신경을 안 쓴다
Lyc.	또 오줌을 싸지 않을까 위축되어서, 늘 사람들 앞에서 부끄러워한다
Mag-p.	통증이 심할 때나 근육의 긴장 때문에
Nat-m.	몸에 수분이 쌓여서(감정도 쌓인다)
Op.*	공포 때문에
Puls.	혼자서 잘 수 없는 불안감 때문에
Rhus-t.	안절부절 못하고 긴장한 상태로 자서
Sep.	너무 피곤함, 오줌을 눈 꿈을 꾼다
Sil.	허약해서, 방광이 약해서
Stram.*	환각에서
Sulph.	게을러서(화장실에 안 간다)

코를 파거나 입술의 껍질을 벗겨낸다

Bry.	입술이 건조해서 버석버석거린다
Cina.*	요충 때문에
Hyos.*	질투심이나 제정신이 아님
Lach.	질투나 무념
Nat-m.	비관이나 비참
Nux-v.	너무 짜증이 나서
Stram.*	불안, 공포 때문에

손톱을 물어뜯는다

Acon.	공포 때문에
Bar-c.*	지능이 낮아서
Cina.*	요충이 있어서
Hyos.*	제정신이 아니어서

Lyc.	소심해서, 긴장을 많이 해서
Nat-m.	사람에게 마음을 못 열어서
Sil.	손톱이 너무 부드럽고 약해서
Sulph.	배가 고파서

욕을 한다

Anac.*	폭력적, 말을 안 듣는다
Bell.	폭력적, 쉽게 화를 낸다
Lach.	질투심
Lyc.	집에서 식구들한테만 큰소리를 친다
Stram.*	폭력적, 위협을 느껴 다급해짐
Tarent.*	거짓말을 한다, 꾀바르다
Verat.*	거짓말을 한다, 자기를 보호한다

집중력이 떨어진다

Apis.	책읽기나 공부에 집중을 못한다
Arg-n.	불안이나 패닉 때문에
Bar-c.*	거의 늘 산만하다
Kali-p.*	피곤해서
Nux-v.	과식을 하거나 짜증이 나서
Phos.	여러 가지 영향이 많아서
Sil.	체력이 딸려서
Staph.	자가비하나 마스터베이션 때문에
Sulph.	흥미가 많아서, 관심이 쏠림

울며 외친다

Apis.	쇳소리를 낸다
Bor.*	피부질환 때문에
Calc-p.*	피로, 이나 뼈의 문제 때문에
Cham.	통증 때문에, 마음에 안 들어서
Cina	굉장히 화가 나서, 혼이 나면
Ign.	엄마와 헤어지거나 애완동물과 헤어져서
Kali-p.*	피로 때문에
Nux-v.	짜증 때문에

부모에게서 떨어지지 않는다

Apis.	공포 때문에
Ars.	걱정 때문에
Bar-c.*	지혜가 없다
Bismu.*	누구라도 상관이 없으니까 같이 있고 싶다, 혼자 있는 것을 참지 못한다
Bor.*	출산의 트라우마에서
Caust.*	불안하고 고통스러워서 안절부절 못함
Gels.	불안해서
Op.	자기에게 다가온다고 느끼는 공포 때문에
Phos.	작은 것에도 쉽게 영향을 받아서
Puls.	늘 엄마하고 같이 있고 싶다
Stram.*	환각에서

보기에 지저분하다, 불결하다

Bor.*	피부질환이 심하고, 치료를 해도 보기에 안 예쁘다
Caps.*	과거를 살고 있어서 자기를 신경 쓰지 않는다

Nat-m.	자기에게 신경을 쓰는 것보다 다른 사람을 돌보고 싶다
Nux-v.	간질환이 있어서 까맣다
Staph.	자기비하를 하며 자기를 신경 쓰지 않는다
Suiph.	피부질환이 심하고 씻으면 더 심해진다

성기를 가지고 논다

Hyos.*	질투심 때문에 자기 만족을 위해서
Staph.	자학적으로 만진다
Thuj.*	숨어서 마스터베이션을 한다, 약의 부작용으로 림프절이 부어서

밤에 운다

Bell.	열이 나고 화를 내면서 운다
Bismu.*	혼자 있기를 싫어한다
Bor.*	출산의 불안이 없어지지 않는다
Cina.	크게 화를 내면서 운다
Coff.*	긴장이나 흥분을 해서
Hyos.*	뇌의 통증과 질투에서
Ign.	하염없이 운다, 슬픔에서
Lyc.	걱정꾸러기어서
Puls.	동정을 얻기 위해 엄마를 찾는다
Sil.	허약하고 병에 걸린 것에 늘 신경을 쓴다
Stram.*	공포나 뇌염 때문에

접촉 거부

Cina.*	누가 만지거나 상냥히 대하는 것을 싫어한다
Ant-c.*	접촉을 참지 못한다

Ant-t.	접촉 거부

과잉행동장애

Anac.*	폭력적, 남의 이야기에 귀가울이지 못한다
Ars.	강박관념이 강하다, 더러운 것을 싫어한다
Cina*	분노, 코를 판다
Hyos.*	질투 때문에, 바보 같은 행동, 성기를 만진다
Rhus-t.	아무튼 움직이면 좋아서
Stram*	공포심, 밤에 운다, 외치는 소리
Tarent.*	깡충깡충 뛴다, 음악을 좋아한다

학습능력 부족

Apis.	독서나 공부에 집중을 못한다
Arg-n.	패닉이 된다
Ars.	불안해서, 설사
Bar-c.*	지적 발달이 늦음
Calc.	성장기, 설사
Calc-p.*	성장기 문제, 나른하다
Lyc.	난독증
Nat-m.	말을 배우는 것이 늦다
Phos.	여러 가지 신경이 쓰여서 집중을 못한다
Sil.	체력이 약해서

거식증, 과식증

Anac.*	두 가지 의지가 갈등하고 있다
Ars.	강박관념 때문에

Ant-c.*	먹는 것으로 만족하려고 한다
Caps.*	집 생각이 나서 과식한다
Chin.	간장, 비장이 나쁘다, 사람을 싫어한다
Ign.	실연이나 사별 때문에, 자기의 희망이 이루어지지 않아서
Nat-m.	다른 사람으로부터 깊은 상처를 받아서, 오랫동안 꽁하게 생각해서
Staph.	자기학대나 분노, 굴욕 때문에, 감정의 억압으로, 말하고 싶은 것을 말할 수 없다
Sulph.	먹는 것에 관심이 없어진다

머릿니

Lyc.	바보 취급을 당한다, 욕을 먹어서
Merc.	대사 부족에서
Staph.	자기는 쓰레기 같다, 못났다라고 생각해서
Sulph.	옷이나 치장이 맘에 들지 않아서

성장 과잉

Calc.	성장기, 림프절 붓기, 뚱뚱한 아이
Calc-p.*	성장이 너무 빨라 관절이 아프다, 마른 아이
Phos.	뼈의 성장도를 조절한다, 키가 큰 아이

성장 부족

Bar-c.*	작다, 림프절 붓기, 머리가 나쁘다
Calc.	림프절 붓기, 설사만 한다, 걷기 시작하는 게 늦다
Calc-p.*	말랐다, 쉽게 피곤해 한다
Caust.*	걷기 시작하는 게 늦다
Phos.	가늘다
Sil.	작다, 허약하다, 머리가 좋다

마르다

Ars.	신경질
Calc.	어렸을 때는 뚱뚱했는데 점점 마른다.
Calc-p.*	칼슘 대사가 나빠서
Caust.*	허약
Cina*	분노와 짜증 때문에
Lyc.	상반신은 마르고 하반신은 뚱뚱하다
Nat-m.	슬픔 때문에
Op.*	태어날 때부터 체중이 안 늘어난다
Sil.	작다, 살이 안 찐다, 식욕이 없다, 허약하다
Sulph.	잘 먹는데도 살이 안 찐다. 새벽에 설사
Verat.*	설사와 차가운 땀

아이의 병

아데노이드나 림프절의 문제

Bar-c.*	목의 림프절(편도선) 붓기, 비대한 아데노이드나 편도선
Calc.	몸 전체 림프절의 붓기(대사 부족 때문에)
Thuj.*	서혜부나 겨드랑이 아래 림프절 붓기(예방접종 때문에)

경련

Apis.	뇌염 때문에
Bell.	고열 때문에
Calc.	영양 부족 때문에
Cham.	짜증을 내서
Cina*	너무 화가 나서
Coff.*	통증이나 기쁜 것 때문에
Cupr.*	열성경련 때문에
Hyos.*	히스테리에서
Ign.	히스테리에서
Op.*	공포 때문에
Stram.*	고열 때문에

손·발톱의 문제

Caust.*	손발톱이 빨리 자란다
Sep.	하얀 반점
Sil.	살로 파들어간다

신생아 황달

Acon.	공포 때문에
Chin.	빈혈 때문에
Merc.	중금속 중독 때문에
Nux-v.	몸속의 독 때문에

청색증

Ars.	순환이 나빠서, 불안해서
Bor.*	산소 결핍, 불안해서
Carb-v.	산소 결핍 때문에
Chin.	빈혈 때문에
Lach.	보라색, 신부전 때문에
Phos.	마취 때문에
Sulph.	염증 때문에
TS01	혈액의 정화

천문이 안 닫힌다

Apis.	머리가 부드럽고 수종이 있다
Calc.	머리의 천문을 누르면 들어간다
Calc-p.*	(TS21 속에)머리뼈의 성장을 돕는다
Merc.	림프종 때문에
Sep.	호르몬 이상 때문에
Sil.	뼈 발달이 안 되어서
Sulph.	염증 때문에

딸꾹질

Acon.	공포 때문에
Bell.	열이 나서
Bismu.*	구토와 함께
Hyos.*	질투심 때문에
Ign.	슬픔 때문에
Nux-v.	매운 음식을 많이 먹어서
Puls.	기름기 많은 음식을 먹어서

서혜부 탈장

Acon. Ant-c.* Bor.* Calc. Cham. Cina* Lyc. Nat-m. Nux-v. Op.* Sil. Thuj.*

말더듬

Acon. Bell. Caust. Ign. Merc. Nux-v. Op. Phos. Stram.

설소대 단축증

Rhus-t. Lach. Nux-v. Merc. Calc.

기타

시차 적응이 안 될 때

Arn.	

목 · 어깨 뻐근함

Arn.	피가 뭉쳐서
Rhus–t.	피곤할 때, 근육통, 목이나 어깨가 뻐근해서 눈물이 나올 정도로 아플 때

과로 · 피로

Arn.	몸의 피로
Chin.	발한, 수유, 설사 등 체액을 많이 내보내서
Carb–v.	만성피로, 산소 결핍
Nux–v.	지나치게 일해서 오는 피로
Rhus–t.	육체 피로로 근육이 아플 때, 매일 몸을 단련시키는 사람

몸 속의 이물질

Sil.	바늘이나 가시 같은 이물질이 들어갔을 때(실리콘 같은 인공물질이 몸에 있는 사람은 주의해야 함)

일사병

Bell.	얼굴이 빨개지고 열이나 두통이 함께 올 때, 귤 종류의 음료만 마실 수 있다
Bry.	점막이 너무 건조해짐, 찌르거나 터질 것 같은 두통, 움직이면 심해짐, 물을 원한다

물에 빠졌을 때

Ant–t.	물에 빠져서 숨을 안 쉰다

Carb–v.	소생의 레메디

류머티즘

Arn.	지나치게 일을 많이 해서, 사고나 부상 때문에
Bry.	관절에 염증이 있어 빨갛게 부어 오른다, 움직이면 심해짐
Rhus–t.	과로 때문에, 관절과 근육이 부어 있다, 움직이기 시작할 때는 뻣뻣한데 움직이면 편해진다
Kali–bi.	코 질환과 함께 관절염이 있는 경우, 만성 류머티즘

중독

Nux–v.	술, 담배, 커피 중독

수술

Ant–t.	마취로 인한 멀미
Arn.	회복을 촉진, 수술 전후의 출혈 예방
Calen.	수술 전후의 소독, 상처의 치유
Hyper.	주사나 메스로 깊이 자를 때
Mag–p.	통증
Op.*	혼수 상태가 계속 되면 통증을 못 느끼거나 통증이 이상하게 심할 때
Phos.	마취의 독, 마취로 인한 멀미
Staph.	메스로 인한 상처의 회복 촉진, 굴욕감, 마취로 인한 멀미
Bismu.*	쉽게 수술을 결정해버리는 경우

악몽

Acon. Bry. Caps.* Lach. Rhus–t. Sil.	과거에 있었던 일

Anac.* Ars. Cupr.* Hep. Nat-m. Phos. Rhus-t. Sulph.	불의 꿈
Arg-n. Carb-v. Sil. Sulph.	유령
Calc. Lach. Sulph. Thuj.*	죽는다
Bell. Hep. Merc. Nat-m. Sulph. Thuj.*	떨어진다

몽유병

Acon. Anac.* Bry. Nat-m. Op.* Phos. Sil. Stram.* Sulph. Tarent.*

질염

Bor.* Merc. Nat-m. Sulph. Thuj.*

배뇨통

Acon.	오줌이 안 나와서
Apis.	오줌이 안 나와서
Bor.*	오줌을 눌 때 아픈 질염, 요도염
Canth.	방광염 때문에
Lyc.	가고 싶은데 가면 안 나온다, 불안해서

땀

Bar-c.*	발에 불쾌한 냄새가 나면서 나는 땀
Sil.	발에 불쾌한 냄새가 나면서 나는 땀
Phos.	잠을 자면서 많이 흘린다
Merc.	식은땀이 많이 난다
Cham.	머리에 쉰내가 나는 땀
Thuj.*	겨드랑이의 땀, 옷을 벗으면 땀이 나온다

야뇨증

Apis.	신장 기능 부전, 붓기와 함께
Lyc.	늘 사람들 앞에서 부끄럼을 타는 아이
Bell.	깊이 잠들어 일어나지 못함
Sep.	오줌 누는 꿈을 꾼다
Chin.	허약한 아이
Sil.	방광이 약해서
Sanic.	야뇨증

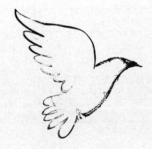

한국의 상황

한국의 동종요법 현황 _____

한국에서 동종요법은 대체의학으로 인증을 받고 있기는 하지만 아직까지는 인지도가 낮습니다. 동종요법을 공부하는 의사들 모임은 있지만, 일반인이 가정에서 쓸 수 있도록 지도해주는 곳은 거의 없습니다.

2010년 여름에 대한동종의학회가 일반인을 대상으로 강의를 했고, 자주 쓰이는 10종의 키트를 판매하기 시작했습니다.

축산이나 동물병원쪽에서도 동종요법 레메디를 쓰고 있는데, 대부분 유럽에서 수입한 천연원료 약으로만 알고 있습니다. 종류는 각종 염증(유방,자궁내막,소화기계 등)에 대한 혼합레메디입니다.

동종요법공부모임은 2009년 가을, 용인에 사는 엄마들 중심으로 시작했고, 2010년 봄에는 충남 홍성군 홍동지역에서도 시작되었습니다. 용인에서 시작한 사람은 이 책의 지은이에게 배운 김마리요 선생님이고, 홍동지역에서는 제가 중심으로 해왔습니다. 지금은 홍동과 경기 고양, 경남 통영을 중심으로 충남 서천, 경북 상주, 경기 용인에서 가정용 기본키트를 쓰는 사람들이 있습니다.

만성질환일 때에는 가정용 키트로 부족합니다. 그래서 동종요법 전문가를 찾아가는 게 좋은데, 아직 전문가가 많지 않기 때문에 찾아가기 힘든 상황이기도 합니다. 전문가를 만나려면 아래를 참고해주세요.

▶ 한국동종의학연구원 http://homeopathykorea.com

▶ 대한동종의학회 http://www.kshom.org

▶ 한국임상호메오퍼시의사회 http://homeopathyofkorea.com

▶ 김마리요 선생님 mariyo1025@yahoo.co.jp

▶ 한국호메오퍼시교육연구회 동종의 빛 http://cafe.daum.net/homeopathykorea

하세가와 키세이

동종요법을 알고 있는
지금의 제 삶은 이전과는 다릅니다 _____

어린시절에서 학창시절, 대학시절을 거쳐 결혼하고 아이를 낳은 지금까지 제 몸이 건강한 편에 속했던 적은 드물었던 것 같습니다. 태어나면서 가벼운 심장판막증을 앓았고, 언제나 깡마른 체형에 신경은 예민하고, 더군다나 20대에 야근을 많이 하는 일을 하면서 건강을 많이 해쳤습니다. 그런데도 병원에 가기는 싫으니 문제였습니다.

병원 출입을 좋아하지 않는 마음은 이해하시는 분이 많으리라 압니다. 병세와 원인을 친절히 설명해주는 의사도 없고, 간호사는 설명도 없이 제 팔뚝에 두 방 세 방 주사기를 찔러넣으면서 이게 무슨 약이냐 물으면 당연한 걸 묻는다는 듯 심드렁한 얼굴로 "항생제요" 답해주는 곳. 내 건강을 남의 손에, 전문가는 전문가인데 신뢰는 가지 않는 전문가의 손에 맡겨야 하는 곳이 병원이었습니다.

그러다 처음으로 배워본 것이 침뜸이었지요. 지리산 가서 침뜸 배워왔다고 하면 친구들이 '얘가 드디어 도인이 되려나' 웃으며 놀리곤 했는데, 딱 3박 4일 과정이었습니다. 중요한 혈자리 몇 군데를 알고 실습으로 자기 몸에 뜸과 침을 시술하는 교육이었습니다. 집에 돌아와서 100일 넘게 아랫배와 발목에 뜸을 뜨며 실제로 건강도 서서히 되찾았습니다. 문제는 초보자가 아는 혈자리가 제한적일 수밖에 없고 일상적으로 가족들에게 시술하기에는 배워야 할 것이 너무 많고 어려워 보인다는 점이었습니다.

결정적인 계기는 임신이었습니다. 뱃속에는 귀한 아기가 찾아와 기뻤지만, 입덧과 더불어 불면증이 심해져 노이로제에 걸릴 지경이었습니다. 하지만 대체 이럴 때는 어디에 무슨 뜸을 놓아야 하는지, 뜸말고 또 무슨 방법이 있는지 알 수가 없었죠. 그때 주변에서 권해주신 분이 있었습니다. "동종요법이라는 게 있는데 임산부나 아기들도 먹을 수 있는 약이고 효과도 좋아요. 그 선생님 한 번 만나 볼래요?" 임산부뿐 아니라 아기들도? 태어날 아기도 되도록 병원에 데려가지 않을 수 있다면…!

그것이 하세가와 선생님과 동종요법을 계기로 맺은 인연의 시작이었습니다. 선생님은 처음 만나는 자리에서 제 증상을 귀담아 듣고 작은 약 몇 알을 싸주었습니다. 집에 돌아와 울면서(오늘도 잠이 오지 않을까봐) 약을 입안에 머금은 저는, 다음 순간 정신을 차려보니 글쎄 다음날 아침이었던 것이지요! 일주일인지 열흘만에 처음으로 숙면을 취한 밤이었을 겁니다. 그리고 다음날부터는 "나도 잘 수 있다!"는 즐거운 마음으로 약을 먹지 않고도 푹 잘 수 있었습니다.

그런 뒤로 동종요법을 이용한 사례를 열거하자면 책 한 권을 쓸 수 있을 정도지요. 다행히 홍동에 동종요법공부모임이 생겨서 저와 비슷한 생각으로 가족과 아이들을 위해 배우는 엄마들과 만나게 되었습니다. 일주일에 한 번 모일 때마다 각자 실생활에 적용해본 이야기를 나누었기 때문에, 비록 초보자인 저라도 쉽게 우리집 경우에 맞춰 약을 선택할 수 있었습니다. 우리집에서 웬만한 감기는 이제 '걸리려다 마는' 수준으로 지나갑니다. 혹은 증상이 빨리 진행돼 며칠 만에 끝나는 감기가 되지요. 육아로 인한 심한 피로도 완화시킬 수 있었고 빨갛게 가려운 피부염증도, 이유 없이 달랠 수 없을 만큼 우는 이기의 마음노, 사업 걱정으로 인한 남편의 불면증도, 밤만 되면 줄줄 흐르던 콧물도, 감기 끝에 목이 완전히 쉬어버린 아기에게도 동종요법은 적절한 처방이 되어주었습니다.

동종요법이 만병통치는 아니었습니다. 건조한 날씨에 아기 얼굴이 거칠어지는 태열에는 아무리 이런저런 약을 써봐도 효과가 없었습니다. 남편의 치질은 잠깐 지혈 효과는 봤지만 근본 치유법은 찾지 못한 상태입니다. 그러니까 동종요법이 모든 병을 다 고쳐줬기 때문에 '내 삶을 바꿔놓았다'고 생각하는 건 아니지요. 동종요법은, 내 몸과 마음의 상태를 스스로 책임감 있게 돌보고자 하는 결심을 실행할 수 있도록 최소한의 안전망을 제공해주었습니다.

동종요법이 있기 때문에 저는 장염에 걸려 열이 40도까지 오르는 사랑하는 딸아이를 앞에 두고서도 무작정 해열제를 쓰지 않고 우선 아이의 증상을 자세히 관찰할 수 있는 용기를 얻었습니다. 땀이 나는지, 헛소리를 하는지, 목이 말라 하는지, 맥박치듯 빨갛고 뜨거운 열인지, 설사를 동반하는지, 동반한다면 3시간 동안 몇 번이나 하는지(위험수위를 넘는지 아닌지), 손발은 차가운지 뜨거운지…. 남편과 저는 언제라도 해열제를 쓰고 병원 응급실로 딸을 실어갈 준비가 되어 있었습니다. 그렇지만 우선은 배운 대로, 침착하게, 하나씩 하나씩 증상에 가장 들어맞는 약을 먹여 보았습니다. 그러자 아이의 설사는 점차 멈추고, 알약을 입에 물고 30분 안에 아이의 열은 갑자기 치솟았으며, 그렇게 한밤중부터 새벽까지 3~4시간 동안 정체되었던 열은 '정체된 열'이라고 묘사된 약을 마지막으로 먹은 뒤 1시간 안에 뚝뚝 떨어지기 시작했습니다. 그리고 아침이 밝았을 때 딸은 비로소 식은땀을 흠뻑 흘리며 완전히 열에서 벗어나 마음을 찾아 먹을 수 있었습니다.

미음을 떠먹여주는 제 마음속에는 깊은 안도감과 감사한 마음뿐이었습니다. 그리고 그 힘든 과정을 아이와 함께한 뒤에 찾아오는 충만함도 있었습니다. 우리 가족은 한 사람이 힘들 때 정말로 서로를 보살펴 주었던 것이지요. 과정 하나하나를 같이 겪으며 좀더 지혜롭게 대처하기 위해 모두가 애를 쓴 결과, 다행히도 아픈 사람이 자신의 생명력으로 건강을 회복할 수 있었습니다. 이것은 저에게 신선한 충격을 주었습니다. 그리고 조금 더 깊이 우리 몸과 동종요법에 대해 배워야겠다는 결심도 가져다주었습니다.

고맙게도 하세가와 선생님이 시간을 내주어서 제가 사는 충남 서천에도 동종요법 공부모임이 생겼습니다. 저와 비슷한 고민을 하며 아이를 키우는 다른 엄마들과 동종요법의 지혜를 나눌 수 있게 되어서 정말 기쁩니다. 강사비도 받지 않고 1시간이나 차를 달려 와주는 하세가와 선생님에게 어떻게 고마움을 표현해야 할지 알 수가 없습니다. 단지 열심히 공부해서 '동종요법의 친구들'로 자라나는 것이 하나의 보답이 될 수 있지 않을까 싶은데…. 이 책을 통해 서천의 공부모임 엄마들은 좀더 쉽게 배울 수 있겠지요.

몸으로 시작해 마음을 들여다보고 존재의 소중함을 결국 느끼게 되는 동종요법. 더 많은 친구들이 생겼으면 좋겠습니다.

아이들과 함께 배우며 자라며 _____

최수영 (충남 홍성)

동종요법 레메디를 알게 된 지 벌써 4년째가 되었습니다. 남편과 함께 7개월 된 여름이를 데리고 홍동으로 내려온 지도 이제 만 4년이 되어 갑니다. 서울에서 여름이는 몇 주에 한 번씩 꼭 밤늦게 깨어 몇 시간씩 눈도 안 뜨고 울곤 했습니다. 첫 아이이다 보니 어떻게 해야 할지 몰라 막막했지요.

아이를 낳기 전에 《약이 병을 만든다》(소담출판사)라는 책을 읽었고, 산부인과가 아닌 조산원에서 여름이를 낳으면서 가능하면 병원이나 일반적인 약에 기대지 않고, 건강하게 아이를 키울 수 있으면 좋겠다고 생각했는데, 막상 감기나 열이 나면 어떻게 해야 할지 몰랐습니다. 그러다 홍동에서 노야와 사라 엄마, 하세가와 키세이 씨를 만났습니다. 나보다 먼저 두 아이를 키우고 있다는 것만으로도 의지가 많이 되었지요. 하세가와 선생님으로부터 동종요법 레메디를 소개 받았습니다. 자다가 일어나 심하게 울거나, 이가 나면서 많이 보챌 때, '캐모밀라(캐모마일로 만들어진 레메디)'를 입에 넣어주라고 했습니다. 신기하게도 몇 분 지나 여름이는 진정되고 쌔근쌔근 잠을 잘 잤습니다.

이런 경험을 몇 번 하면서 하세가와 선생님의 도움으로 일본에서 동종요법 기본 키트를 사고, 《동종요법 바이블》(국제출판사)이라는 책을 사서 조금씩 동종요법 레메디를 쓰기 시작했습니다. 실상, 여름이는 두 돌 반까지 심하게 아픈 적이 없었습니다. 감기에 걸리면 감잎차도 먹이고, 각탕(족욕)도 하고, 동종요법 레메디도 먹으면 3일 정도면 거뜬히 이겨냈습니다. 예방접종을 안 했기 때문인지 고열로 고생한 적도 거의 없었습니다.

그러다가 세 살이 되어 동생이 생기면서 스트레스가 많아져서인지 면역력이 약해지면서, 온 몸에 두드러기가 나기 시작했습니다. 물렁종의 일종이었는데 가려워하기도 했고(피부전문병원에서는 아토피는 아니지만, 아토피 소인이 많은 아이라고 진단했습니다. 육류, 개털, 고양이털에도 알레르기 반응이 나타났습니다), 그해 여름에는 벌레 물린 곳에 상처가 깊어지더니 농가진이 되어 항생제를 며칠 먹기도 했습니다. 그런데 항생제를 먹이니 부작용으로 일주일 내내 설사를 하더군요. 이전에 한 번도 배탈이 난 적이 없었는데, 정말 많이 힘들어 했습니다. 다행히 피부과 의사 선생님을 잘 만났던 것 같습니다. 항생제나 스테로이드 약으로만 치료하려고 하지 않고, 기본적인 보습의 중요성을 알려주시면서 달맞이꽃 종자유(감마리놀렌산) 등을 처방해주셔서 도움을 많이 받았습니다.

일단 물렁종이나 농가진은 진정이 되었지만, 피부로 이렇게 드러나는 것 아래에 근본적인 문제가 있지 않을까 하는 생각과 장기적으로 알레르기를 없애야겠다는 생각으로 하세가와 선생님과 의논을 하다가, 일본에 계신 마리요 언니를 소개 받았습니다. 마리요 언니는 일본에서 동종요법 치료자 과정을 공부하고 있는데, 임상연구과정으로 여름이의 상태를 자세히 살펴보고 전반적인 처방을 해줄 수 있다고 했습니다. 아직 공부하는 중이기 때문에, 진료비는 없이 처방되는 레메디 비용과 배송료만 지불하면 된다고 했습니다.

마리요 언니가 보내주고 하세가와 선생님이 번역한 동종요법 질문지는 20장이 넘었던 것 같습니다. 지금 여름이의 피부 상태 뿐 아니라, 평소 식습관, 수면 습관, 정서적인 상태, 최근의 급격한 변화가 있었는지, 부모와 조부모의 병이나 먹었던 약이 어떤 것이 있었는지 등 병원에서는 한 번도 받아본 적 없는 자세하고 통합적인 질문지였습니다. 한국에서 동종요법으로 치료를 받을 때, 진료비가 꽤 비싸다고 들었는데 납득이 갔습니다. 보험 적용이 안 되는 것도 큰 원인이겠지만, 이렇게 자세하고 통합적으로 환자의 상태를 살펴 처방을 하기 위해서는 한 환자에게 들이는 시간이 절대적으로 많기 때문입니다.

여름이는 첫 번째 레메디 처방을 받아 한 달 정도 먹고, 상태를 살피면서 3번 더 처방을 받아 레메디를 먹었습니다. 처음에는 진정되었던 가려움이 더 심해지기도 했고, 정서적으로 표현되는 부분도 많았고, 밤에 발버둥을 치며 우는 날도 며칠 있었습니다. 처음 2주 정도가 제일 힘들었는데, 이전에 억압된 부분이 드러나는 것이라 생각했습니다. 무엇보다 마리요 언니나 하세가와 선생님이 자주 아이의 상태를 물어봐주고, 도움을 줄 수 있는 레메디를 안내해주고, 같은 엄마로서 "수영 씨, 힘내세요!"라고 말해줘서 참 고마웠습니다.

아이가 아플 때, 엄마는 아이에 대해 불안한 마음과 엄마로서 뭘 잘못한 건 아닐까 하는 불안을 함께 가지는 것 같습니다. 아이를 돌보는 일이 육체적으로도 힘들고, 이런 심리적인 압박으로 더욱 어려워지는 때가 많습니다. 그런데 같은 엄마로서 힘을 주고, 좋아질 수 있다는 확신을 가지고 함께 기다려보자고 이야기해주는 친구들이 있어서, 그 시간을 보낼 수 있었습니다.

결과적으로 지금 다섯 살인 여름이는 알레르기 반응 없이, 가려움 없이 건강하게 잘 지내고 잠도 잘 자게 되었습니다. 이번 여름에도 벌레에 많이 물렸지만, 농가진으로 발전한 것은 없었습니다. 심리적으로도 안정되었습니다. 생후 6개월쯤부터 있었던 손톱 아래 사마귀가 4살 때는 3개로 늘어나 냉동치료를 받아야 하나 고민했었는데, 레메디 처방을 받으면서 3개 모두 자연스럽게 없어졌습니다. 6개월이 안 되는 시간 동안 여름이의 면역력이 엄청 좋아졌다는 사실을 입증하는 결과라 생각합니다.

저희 집에서는 일단 아프면, 동종요법 책을 읽어보며 적절한 레메디가 있는지 찾아봅니다. 여름이도 그걸 당연하게 여깁니다. 물론 병원에 가서 진료를 받고 어디가 어떻게 안 좋은지 상태를 확인합니다. 감기, 고열, 수두, 수족구 등을 병원약 먹지 않고 잘 지나갔습니다. 그렇다고 동종요법만이 답이라고는 생각하지 않습니다. 아플 때는 각탕을 하거나, 겨자습포를 하고, 감잎차나 허브차를 마시거나, 녹두죽을 끓여 먹고, 뜸을 뜨거나 침을 맞는 것만으로도 가능한 부분이 많습니다. 이와 같은 것을 하기 어려운 아가들에게는 동종요법이 더욱 고마운 처방이 될 수 있을 것이고, 조금 큰 아이들이나 어른들이라면 이런 것을 하면서 동종요법을 함께 하면 더욱 효과가 있을 것입니다.

'아직 과학적으로 해답을 찾지 못하고 있다. 그러는 동안 지금도 전 세계 수많은 사람들이 동종요법이 효과적임을 증언하고 있다'(《동종요법 바이블》)는 말처럼, 동종요법은 과학적으로 답을 하거나, 저와 같은 일반인이 이해하기 어려운 부분도 있습니다. 하지만 임상 치료의 결과가 분명히 있으니 사용해보는 것도 좋으리라 생각합니다. 실상 우리 삶에 중요한 것, 예를 들어 남녀가 사랑에 빠진다거나, 엄마의 뱃속에서 아기가 자란다거나, 숨을 쉬는 것과 같은 일은 과학적으로 이해했기 때문에 할 수 있었던 일은 아니니까요.

이 책은 홍동의 동종요법공부모임에서 매주 2시간씩 번역을 한 것입니다. 동종요법 레메디에 대해서 배우고, 아이들이 거쳐가는 소아병, 병이 무엇인지, 면역이 무엇인지, 예방접종에 대해서도 함께 공부했습니다. 아이들을 데리고 공부를 하기 때문에 공부를 하다보면 우는 아이, 젖 먹는 아이, 낮잠 자는 아이도 있었습니다. 단순히 지식만 배운 것이 아니라, 아이들이 아플 때 대처하는 방법을 서로 이야기하고, 경험을 나누며 서로에게 힘이 되었습니다. 함께 공부할 자리를 열어주고, 우리 아이들이 좀더 평안하고 건강하게 자라도록 도움을 준 하세가와 선생님과 동종요법에 감사의 마음을 전합니다.

동종요법이 뭐지?

안성희 (경기 용인)

7살 딸과 4살 아들을 둔 평범한 주부입니다. 이 두 녀석에게 닮지 않았음 하던 공통점이 있는데 바로 비염입니다. 딸아이는 심한 콧물과 코막힘이 특징이고, 아들은 기침이 특징입니다.

동종요법을 만나게 해 준 사람은 같은 아파트에서 알게 된 마리요 선생님이었습니다. 처음 동종요법 이야기를 들을 때는 반신반의했습니다. 아니, 솔직히 말하면 반도 믿지 않았습니다. 이론 자체가 말도 안 된다고 생각했으니까요.

마리요 선생님은 벨라돈나를 비상 상비약으로 주었습니다. 그냥 뽀빠이과자에 들어있는 알사탕처럼 생겼더군요. 인체에 전혀 해가 없고, 내성도 안 생기고, 애들도 잘 먹는다고 하더군요. 그때 저는 아들에게 병원약을 먹이지 않고 한약을 먹이고 싶었는데, 한약은 한 모금만 먹어도 다 토해내는 바람에 걱정이 컸습니다. 그런데 마리요 선생님이 주신 약은 일단 사탕알약이라 먹기 편하겠다 싶었습니다.

어느 날 아들 녀석이 밤에 열이 나기 시작했습니다. 38.6도까지 오르는데 어떻게 할까 하다가 벨라돈나를 먹였습니다. 처음 2시간은 열이 내리지 않더군요. 그러다 잠깐 잠이 들었는데 새벽 6시가 되어 보니 아들의 열이 36.8도로 정상이었습니다.

해열제를 먹이지 않고 이렇게 열이 내린 적은 처음이었습니다. 그때부터 동종요법을 열심히 공부하면서 여러 가지 시도를 해보았습니다. 그런데 고열에 꼭 벨라돈나를 먹인다고 다 빨리 내리지는 않았습니다. 41도까지 오르는 고열이 4일 동안 계속 되었던 때도 있었습니다. 그것도 신종플루가 한창 유행하던 때였지요. 하지만 해열제 먹이지 않고 동종요법으로 잘 버텨서 이겨냈습니다. 그때 여러 종류의 레메디를 먹였습니다.

제 경험으로 응급처치 레메디 사용법은 이렇습니다. 일단 미열이 난다 싶으면 아코나이트랑 페럼 포스포리쿰을 먹여요. 열이 오르는 건 세균이나 바이러스와 싸우는 중인데, 이때 몸에 철이 필요하다고 합니다. 열이 천천히 오르면서 물을 많이 찾으면 브리오니아 알바를 먹입니다. 바로 고열로 올라갈 때는 아코나이트와 페럼 포스포리쿰 그리고 벨라돈나를 먹입니다. 심하게 열이 오르는 감기가 아닌 초기 감기는 보통 3일이면 가라앉습니다. 아들이 기침하다 토하면 일단 알세니쿰 알바를 먹여 몸의 산도를 맞춥니다. 그리고 이페카를 먹이면 어느 정도 진정이 되더군요.

그런데 전 동종요법 약을 먹어도 병원은 데려갑니다. 지금 먹이는 레메디가 효과가 있는지 없는지 병원에서 알아봐야 하니까요. 아이들은 콧물을 내보내지 못하고 안으로 삼킬 수도 있습니다. 기침도 가래가 걸려서 나오는 것과 폐렴 증상이 있어서 하는 기침이 있어요. 가래가 걸리는 기침은 지켜볼 수 있지만 마른 기침은 위험할 수 있습니다. 혹시 동종요법의 어중간한 지식으로 치료 시기를 놓치면 위험해질 수도 있으니 병원 방문도 잊지 않기를 바랍니다.

다음은 저희 아들이 백일해와 거의 같은 증상일 때 동종요법으로 치료한 사례입니다. 참고로 봐주세요.

1) 카타르기

눈이 충혈되고 슈크림 같은 눈꼽이 가득 있다.

눈물이 계속 나온다. 눈꼽을 닦고 또 닦아도 계속 낀다.

노란색을 띤 콧물이 계속 나온다. (5일간 지속: 화~일)

가끔 기침을 한다. 37.3~5 정도 미열이 있다.

→ 유프라시아 200C, 펄사틸라, 페럼포스포리쿰 30C 1일 1회

2) 경해기 (3일간)

기침이 심해지면서 열이 오른다.

콧물(맑은 콧물, 노란 콧물, 피가 섞인 콧물)

눈물이 나오고 가끔 왕눈꼽이 낀다. 흰자위는 깨끗하다.

기침이 심해 월요일에 병원에 갔다. 의사는 '숨소리가 안 좋네요. 폐렴으로 진행될 가능성이 있습니다.'라고 했다.

→ 파이로젠 200C 가장 작은 물병에 담아 1일 5회 먹임
  페럼포스포리쿰, 벨라돈나, 헤파셀퍼, 알세니쿰알붐, 안티모늄
  드로세라, 칼리바이크롬미쿰, 펄사틸라를 120ml에 담아
  하루 종일 30분마다 1회 먹임

밤에 잘 때 기침이 너무 심하고 새벽녘이 되면 더욱 심하다.

낮에 기침이 너무 심해 위액까지 토했다. 후두염 기침과는 다르다.

후두염이나 인후염은 구토를 하기 위한 기침이라면

지금 기침은 복부를 압박해서 하는 기침이다

발작적인 기침이 컨트롤 되지 않아 기침을 하다 하다 토한다.

아이가 몹시 힘들어 한다.

밤에 안티모늄 드로세라를 먹여도 기침에 차도가 없다.

새벽 2시 30분, 자다가 발작성 기침으로 다 토했다.

일단 이펙카와 차이나를 먹인 후 아이를 진정시켰다.

뭘 먹여야 할까?

발작과 기침 때문에 손을 떤다.

발작과 기침 증상으로 레메디를 찾아 보았다.

새벽 3시 발작성 기침이란 키워드가 있다.

→ 큐프럼 200C 먹임

아이가 편해지더니 잠들었다.

아침 7시까지 쭉 자고 잔기침 몇 번 하더니 11시까지 계속 편히 잤다.

이후로 토까지 하는 발작성 기침은 없어졌다.

또한 밤에도 심한 기침이 없어져 편히 자는 편이다.

화요일까지 복합적인 레메디를 계속 먹었다.

그런데 열이 떨어지질 않는다. 계속 38.5도이다.

벨라돈나나 파이로젠을 먹여도 큰 차도가 없다.

수요일 병원에서 진찰을 받았다. 의사의 말, '숨소리가 많이 좋아졌네요. 그래도 갑자기 나빠질 수 있습니다. 열이 내리면 기침은 더 심해질 수 있습니다.'

→ Pert 200C 저녁에 먹임. 밤에 잘 때 1회 더 먹임

　아침에 열이 떨어지고 기침 횟수가 줄었다.

열이 떨어지면 기침이 더 심해질 수 있다고 했는데 확연히 줄었다.

3) 회복기

금요일 현재 미열도 없다. 기침과 가래와 코가 조금 남았다.

끈적하고 가래로 넘어가는 소리가 난다.

현재 안티모늄, 칼리바이크롬 미쿰, 펄사틸라, 파리로젠을 먹이고 있다.

증상이 눈에 띄게 좋아졌으므로 오늘 밤부터 Pert를 3일 동안 밤에 먹일 예정이다.

옮긴이의 글 _____

아들의 아토피를 통해

큰애 노야가 100일 지나면서 얼굴에 두드러기가 나기 시작했습니다. 병원에서 아토피 진단을 받고 큰 충격을 받았습니다. 하지만 지금은 노야가 아팠던 것을 통해 중요한 만남과 공부를 해왔기 때문에 너무나 감사하고 있습니다.

3개월 지나면서 예방접종을 할까 막연하게 생각했지만, 아토피 증상이 있을 때 예방접종을 하면 더 심해진다는 것을 알았기에 좋아질 때까지 밀어내면서 더 공부한 뒤 결정하기로 했습니다. 예방접종에 대한 책을 몇 권 읽었는데 그 중 하나가 동종요법치료자가 쓴 책이었습니다. 그때 처음 동종요법을 만났고 예방접종의 위험성을 느꼈습니다. 백신을 맞는 것보다 안 맞는 게 아이들 건강에 좋다는 생각을 했습니다. 그 책을 보고 나서 동종요법을 통해 예방접종에 대한 공부 그리고 진실한 건강이 무엇인지, 병이 무엇인지를 공부했습니다. 공부를 하면 할수록 예방접종은 인류의 큰 실수라고까지 생각하게 되었고, 아이들 건강을 지키고 건강한 세상을 만들려면 이대로는 안 되겠다는 생각이 들었습니다. 일본에서는 소수이지만 예방접종에 대해 생각하는 사람이 있는데, 한국에서는 의심조차 하는 사람이 없는 현실이 큰 문제라고 생각했습니다.

동종요법을 배우면서

'진리는 당신을 자유케 한다' 고등학교 시절 자주 들었던 말입니다. 진리를 알아가는 방법은 여러 가지입니다. 그리고 진리를 만났을 때 정말 저 자신이 해방되는 것을 느껴왔습니다. 동종요법은 진리를 알아가는 길의 하나이고 저에게 너무나 큰 자극을 주었습니다.

동종요법을 공부하면서 예전에는 상식이라고 생각했던 것이 깨지기도 했고, 눈에 보이는 것만이 이 세상을 움직이는 게 아니라는 것을 실감했습니다. 나한테 일어나는 모든 일, 그리고 나에게 다가오는 사람들이 모두 나에게 필요하다는 것도. 모든 것은 연결되어 있다는 것도. 나를 괴롭히는 사람이나 일은 나에게 무언가를 알아차리게 하는 것이고 병도 마찬가지입니다.

나를 괴롭히는 사람이나 일에 대해 도망쳐도 다시 그 상황이 만들어집니다. 자기 자신이 그 문제를 알아차릴 때까지 비슷한 일이 되풀이되는 것입니다. 병도 마찬가지입니다. 감기에 걸려서 열이 나면 왜 열이 나는지 알아차리지도 않고 바로 해열제를 먹습니다. 그러면 열은 금방은 떨어질지 몰라도 다시 되돌아오기 마련입니다. 열이 나는 이유를 찾아 알아차리고 그 열의 역할을 끝까지 하게 도와주면 열은 다시 오지 않습니다.

일본의 한 교육학자가 이런 말을 했습니다. '사람은 서로 다르다. 그리고 스스로의 힘으로 바뀐다. 관계없이 살아갈 수 없다.' 사람은 하나하나가 다르다는 것. 그렇기 때문에 병이나 증상을 볼 때도 그 사람 자체를 봐야 한다고 동종요법에서는 말합니다. 열이 났으니까 해열제, 염증이 있으니까 항생제가 아니라는 것입니다. 열이라고 해도 그 사람 나름의 열이 있습니다. 얼굴이 빨갛게 되었는지, 미열인지, 하루 중에도 올라갔다 내려갔다하는 건지, 열이 있어서 엄마한테 떨어지지 않는 건지 등. 열에 관한 것만 봐도 아주 다양하게 레메디를 선택할 수 있습니다. 그것은 바로 사람은 하나하나가 다르다는 것을 말해 줍니다.

사람은 스스로 바꿀 수 있는 힘을 가지고 있습니다. 모든 생명체는 눈에 보이지 않는 힘을 가지고 있습니다. 그 힘이 자기 몸과 마음을 살리고 있고 자신을 더 발전할 수 있게 합니다. 어떤 문제에 부딪쳐도 남의 힘이 해결해주는 것이 아니고, 자기 힘으로 해결할 수 있다는 것입니다. 열이 나면 그 열은 밖에서 오는 힘(해열제)으로 떨어뜨리는 것이 아니라, 자기 안에 있는 힘(생명력, 자연치유력)이 해결합니다. 옆에 있는 사람이나 의료인들은 그것을 스스로 치유할 수 있도록, 스스로의 힘으로 자신을 바꿀 수 있도록 받쳐주기만 하는 것입니다. 동종요법에서 사용하는 레메디는 단지 그 사람이 가지고 있는 힘을 알아차릴 수 있도록 도와주는 것입니다. 레메디를 먹어서 몸이 좋아지는데, 그것은 레메디가 한 것이 아니라 그 사람 안에 있는 힘이 한 것입니다.

우리는 다른 생명과 관계를 맺어야 살아갈 수 있습니다. 매일 먹는 밥, 하늘의 해, 공기, 가족, 친구 등. 자기 힘으로 자신을 바꿀 수 있는 힘을 우리 모두 가지고 있지만, 동시에 늘 무엇인가와 관계를 맺지 않으면 살아갈 수 없습니다. 특히 현대 사회는 자연과 사람, 사람과 사람 관계가 끊겨 있습니다. 어디가 아파서 병원에 가도 몇 가지 기계적인 질문만 하고 진료가 끝나 버립니다. 그런데 동종요법에서는 증상을 알아보기 위해서는 그 증상을 가지고 있는 사람을 봐야 하기 때문에 적어도 1시간은 상담을 해야 합니다. 병을 낫게 하는 것은 물론 자신의 힘이기는 하지만, 그 사람과 관계되는 모든 것을 검토하고 그 관계 속에서 문제를 알아차려야 하기 때문입니다.

엄마들은 늘 아이들의 건강을 고민합니다. 아이들의 자연치유력을 길러주어 튼튼한 아이가 되기를 바랍니다. 저 역시 그런 엄마들 가운데 하나이고, 우리 아이의 건강을 고민하다가 동종요법을 만났습니다. 처음에는 혼자 공부하다가 주변에 뜻을 같이 하는 사람이 하나둘씩 생기면서 동네 엄마들과 동종요법공부모임을 시작했습니다. 이미 용인에서 동종요법을 전문으로 배우고 있던 일본인 엄마(김마리요 씨)가 이 책의 원서를 번역하면서 공부모임을 이끌고 있었습니다. 그런데 김마리요 씨가 동종요법 공부를 위해 일본에 가게 되면서 제가 이 책의 번역을 하면서 공부모임을 진행해 왔습니다.

동종요법공부모임을 함께한 엄마들이 이 책의 교정을 많이 도와주었습니다. 함께 공부하고 함께 만든 책입니다. 그물코출판사는 기꺼이 이 책을 함께 만들어 주었습니다. 한국어 실력도, 동종요법 지식도 부족하지만 함께하는 사람들이 있기에 한 권의 책으로 나올 수 있었습니다. 모든 분들에게 깊이 감사드립니다.

한국에 소개된 동종요법 책들 가운데 일반인들이 쉽게 접근할 수 있는 책은 많지 않은데, 이 책이 동종요법에 관심 있는 분들에게 많은 도움이 되길 바랍니다.

2012년 12월 30일

하세가와 키세이

지은이 유이 토라코(由井寅子)

1953년 에히메(愛媛)현 출생. 일본에서 8년 동안 다큐멘터리 제작, 영국에서 3년 동안 전쟁과 천재지변, 기아 등 특집 보도기자로서 세계 곳곳을 돌아다니다가 궤양성대장암에 걸렸다. 온갖 방법으로도 못 고치다가 동종요법과 운명적으로 만나 4알의 레메디로 완치되는 경험을 했다.

그뒤 방송계를 떠나 Regent's college 동종요법과에 입학. 전통적 동종요법에 한계를 느끼고 이듬해에 C.P.H(College of Practical Homoeopathy)에 편입해 3년 동안 공부했다. 졸업하고 영국동종요법협회(HMA) 시험에 합격해 HMA인정 동종요법치료자가 되었다. 언어의 벽을 넘어 일본인으로 처음 동종요법치료자가 되어 특별상을 받기도 했다. 영국에서 유이 동종요법클리닉을 개업해 활동하기 시작했다. 동시에 더 깊이 공부하기 위해 C.P.H대학원(2년제)에 진학. 이 해에 C.P.H대학원 교수로 와 있던 넬슨 박사를 만나 철저한 교육을 받았다. 대학원을 졸업하고 동종요법치료자로 활발한 활동을 하면서 수많은 임상경험을 쌓았다(영국에 있는 일본인이나 영국인, 유럽에서도 환자가 찾아왔다).

유럽의 동종요법 학교와 협회들이 뒷받침해주고, 또 "동종요법이 일본에 퍼지는 것은 일본국민을 위해 좋은 일이고, 그러기 위해서는 제대로 된 동종요법치료자를 길러야 한다"는 생각으로 1997년 4월, 일본에 HMA가 인정하는 Royal Academy of Homoeopathy(RAH)를 창립하고 동종요법 교육에 힘을 쏟기 시작했다.

2000년 4월, 이때까지의 공적으로 HMA의 명예회원이 되었다. 2001년 5월, IMU(International Medical University 본부, 스위스 제네바)에서 국제법의 기본이 된 동종요법 박사학위를 받았다. 2002년 3월에는 C.P.H의 명예회원이 되었다.

2010년 4월, 세계적으로 최고의 수업 내용을 제공하는 동종요법통합의료전문학교(College of Holistic Homoeopathy)를 설립했다.

《유이 토라코의 동종요법 가이드북 시리즈①~⑤》,《36실천강좌》외 많은 책을 썼다.

옮긴이 하세가와 키세이(長谷川希生)

JPHMA인증호메오퍼스 취득. ZEN메소드 전문가 인증. JPHMA애니멀호메오퍼스 취득. JPHF인증 이너차일드 세라피스트 취득. 일본 간다(神田)외대 한국어학과를 졸업하고 충남 홍성에 있는 풀무농업고등기술학교에서 일본어 강사를 3년 동안 했다. 아이를 낳고 키우면서 동종요법을 만났고, 2006년 말부터 동종요법을 사용하기 시작했다. 2010년 봄부터 충남 홍성군 홍동면 지역에서 관심이 있는 엄마들과 함께 동종요법 공부모임을 시작해서 지금에 이르고 있다. 2010년 12월에 일본 '하네만 아카데미' 셀프 케어 어드바이저 스쿨(SAS)을 수강 후 일본 College of Holistic Homoeopathy에 입학, 2017년에 졸업하고 호메오퍼스자격증을 취득. 2018년 봄부터 네이버 블로그 '홀리스틱 호메오퍼시 연구소 무지개' 를 운영하고 동종요법 건강상담을 하고 있다.

번역서: 『동종요법 가이드북』, 『어린이를 위한 동종요법 가이드북』, 『동종요법 임신과 출산』

homoeopathy guidebook

동종요법 가이드북

개정판 1쇄 펴낸날 2025년 2월 3일

지은이 유이 토라코(由井寅子)
옮긴이 하세가와 키세이(長谷川希生)
펴낸이 최진혁
만든이 보리

출판등록일 제2020-000001호
주소 경북 영주시 문수로 497-25
전화 054-631-0409
전자우편 haesmuli@naver.com

ISBN 979-11-972567-4-5 값 20,000원